DE

L'ARTHRITE AIGUË

D'ORIGINE BLENNORRHAGIQUE

PAR

LE DR ANDRÉ-FÉLIX BRUN

PROSECTEUR DE LA FACULTÉ DE MÉDECINE

ANCIEN INTERNE DES HOPITAUX

MEMBRE DE LA SOCIÉTÉ CLINIQUE ET DE LA SOCIÉTÉ ANATOMIQUE

PARIS

A. DELAHAYE ET E. LECROSNIER, ÉDITEURS

PLACE DE L'ÉCOLE-DE-MÉDECINE

—

1881

DE

L'ARTHRITE AIGUË

D'ORIGINE BLENNORRHAGIQUE

PARIS

TYPOGRAPHIE GEORGES CHAMEROT

19, RUE DES SAINTS-PÈRES, 19

DE
L'ARTHRITE AIGUË

D'ORIGINE BLENNORRHAGIQUE

PAR

LE DR ANDRÉ-FÉLIX BRUN

PROSECTEUR DE LA FACULTÉ DE MÉDECINE
ANCIEN INTERNE DES HOPITAUX
MEMBRE DE LA SOCIÉTÉ CLINIQUE ET DE LA SOCIÉTÉ ANATOMIQUE

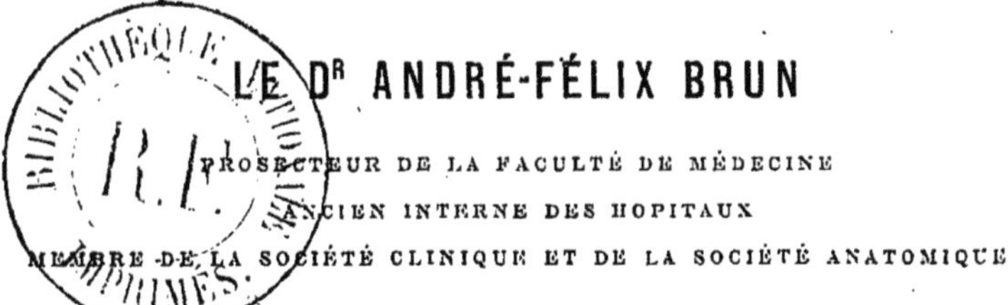

PARIS

A. DELAHAYE ET E. LECROSNIER, ÉDITEURS

PLACE DE L'ÉCOLE-DE-MÉDECINE

—

1881

PRÉFACE

Pendant notre dernière année d'internat à l'hôpital Lariboisière, nous avons eu l'occasion d'observer un nombre relativement considérable d'arthrites blennorrhagiques. Ayant, à différentes reprises, attiré notre attention sur les caractères spéciaux que présentaient certaines d'entre elles et sur la marche particulière qu'elles suivaient dans ces cas, notre excellent maître, M. le professeur S. Duplay, nous fit l'honneur de nous admettre comme collaborateur à la rédaction d'un mémoire sur ce sujet dans les *Archives générales de médecine*, et nous conseilla de faire de cette étude l'objet de notre thèse inaugurale.

Nous sommes heureux de pouvoir, à cette occasion, le remercier de ses savants conseils et l'assurer de notre profonde reconnaissance pour les marques de sympathie dont il a bien voulu nous honorer. Qu'il nous soit permis d'adresser aussi de sincères remerciements à M. le docteur Bouilly, chirurgien des hôpitaux et professeur agrégé de la Faculté de médecine, et à M. Mathieu, interne des hôpitaux, pour les observations qu'ils se sont si gracieusement empressés de nous communiquer.

DE
L'ARTHRITE AIGUË
D'ORIGINE BLENNORRHAGIQUE

CHAPITRE PREMIER

INTRODUCTION — APERÇU HISTORIQUE

Depuis l'époque encore peu éloignée où les relations qui peuvent s'établir entre la blennorrhagie et le rhumatisme furent formulées catégoriquement par Selle et Swediaur en 1784 et par Hunter en 1786, il ne s'est peut-être pas écoulé d'année sans que la littérature médicale se soit enrichie d'un ou de plusieurs mémoires ayant trait à cette intéressante étude. Les maîtres les plus compétents en matière de vénéréologie, — et nous pouvons citer ici Ricord, Foucard, Brandes, Rollet, Diday, Fournier, Ern. Besnier, — ont à tour de rôle élucidé dans leurs écrits les points obscurs de la question. Une discussion célèbre, soulevée par Peter à la Société médicale des hôpitaux, a donné, il y a quelques années à peine, un regain d'actualité aux complications articulaires de la chaude-pisse et déterminé l'apparition d'un nombre très imposant de thèses intéressantes.

Et pourtant, comme le fait remarquer M. Besnier, « malgré tout cela, malgré ces discussions brillantes, en dépit de ces efforts multipliés, en dépit du concours de tant de talents, la question couronnée de fleurs oratoires a, en fait, peu progressé. Les accidents secondaires de la blennorrhagie sont mieux connus, mieux décrits, détaillés, classés, localisés, divisés, jusqu'à la dernière minutie, mais la notion réelle de l'affection, l'anatomie exacte des lésions, sont encore à l'état rudimentaire ». Notre but, en écrivant cette thèse, n'est pas de chercher à combler ces desiderata qui, signalés il y a cinq ans, persistent encore à l'heure actuelle. Le défaut ou l'excessive rareté des autopsies d'arthrite blennorrhagique ne permettra probablement pas de longtemps de tracer d'une façon didactique les lésions anatomiques de cette affection, et les recherches hématologiques, bien qu'elles soient depuis quelque temps en voie de développement, sont encore trop incertaines et trop peu étendues pour trancher d'une façon catégorique la question si intéressante de la pathogénie des arthropathies de la chaude-pisse. Ce que nous voulons ici chercher à mettre en lumière, c'est qu'à côté des formes de rhumatisme blennorrhagique, aujourd'hui considérées comme classiques, il en existe une autre remarquable surtout par la gravité qu'elle présente, que l'on ne trouve dans les auteurs que très incomplètement et très imparfaitement décrite, et que cette forme, loin d'être exceptionnelle, se rencontre d'une manière encore assez fréquente lorsqu'on la recherche sur son véritable terrain.

Sans vouloir, à ce propos, retracer encore une fois l'historique si souvent fait de la question qui nous occupe, historique que l'on trouvera exposé, beaucoup plus brillamment que nous ne pourrions le faire, dans une monographie de Ravel publiée par le journal *l'Art Médical* en 1867, dans les articles de dictionnaire de Fournier et de Besnier et dans une revue générale de Talamon publiée en 1878 par la *Revue mensuelle de Médecine et de Chirurgie*, il nous paraît indispensable, pour bien marquer les caractères spéciaux que présente la forme d'arthrite que nous voulons décrire, de faire précéder son étude d'une description résumée des accidents articulaires qui peuvent venir compliquer la blennorrhagie.

Depuis le remarquable article que M. le professeur Fournier fit en 1869 paraître dans les *Annales de dermatologie*, tous les auteurs qui ont écrit sur les complications articulaires de la chaude-pisse ont considéré que ces complications pouvaient se présenter sous quatre aspects différents, et ont successivement décrit : 1° l'arthralgie, 2° l'hydarthrose, 3° l'arthrite, 4° le rhumatisme à forme noueuse ou pseudo-goutteuse.

L'arthralgie est la complication la plus simple. Elle se manifeste uniquement sous forme de douleurs plus ou moins vives, ayant leur siège au niveau d'une ou de plusieurs articulations, s'exagérant souvent par les mouvements communiqués, mais ne s'accompagnant d'aucun changement dans la coloration de la peau, d'aucune modification dans l'état des tissus périarticulaires. Existant parfois à l'état isolé, et cela dans le cours de vieilles blennorrhées, l'arthralgie ne fait dans bien des cas que précéder l'apparition d'une forme plus sérieuse, et nous la retrouverons signalée dans le plus grand nombre des observations d'arthrite aiguë que nous reproduirons.

L'hydarthrose est la forme d'arthropathie blennorrhagique qui a été primitivement décrite. C'est elle que Swediaur désignait sous le nom de *gonocèle blennorrhagique* ; c'est elle aussi que Ricord considère comme la complication articulaire qui survient avec le plus de fréquence dans le cours de la chaude-pisse : « L'articulation malade, dit-il, se tuméfie et cela quelquefois beaucoup, et si l'on cherche à se rendre compte de la cause de cette augmentation de volume de l'article, au genou surtout où la chose est plus facile, on ne tarde pas à se convaincre que *ce n'est pas d'abord un gonflement soit des extrémités articulaires*, soit des *ligaments de l'articulation*, soit des *parties molles qui l'entourent*, mais bien un épanchement qui s'est fait dans la synoviale, une *hydarthrose enfin*. »

Tout en lui conservant encore un rang fort honorable dans l'histoire des arthropathies, les auteurs les plus récents ont une tendance marquée à reléguer l'hydarthrose au second plan. Souvent monoarticulaire, frappant parfois simultanément les deux genoux, les deux coudes, les articulations tibio-tarsiennes, elle se traduit dans les différents points où l'on peut l'observer par des symptômes qui sont à peu de choses près ceux de l'hydarthrose ordinaire. Son début est plutôt insidieux (Fournier) que soudain (Velpeau), et à sa période d'état elle se trouve caractérisée par les phénomènes suivants : « Distension de l'article par une quantité assez considérable, parfois même très considérable de liquide ; de là, comme conséquence, déformation de la jointure, tuméfaction, fluctuation. Cette abondance de l'épanchement et sa formation rapide sont même données comme caractéristiques par certains auteurs. — Indolence des parties ou du moins douleurs légères relativement à celles du rhumatisme ou de l'arthrite, n'empêchant pas l'exercice des fonctions, s'exaspérant toutefois par les mouvements et la marche. En quelques cas, cette indolence est complète, à ce point que l'affection peut passer inaperçue. Cette hydarthrose, si rapide à se produire et à prendre un haut degré de développement, présente en outre assez souvent une lenteur remarquable à se résoudre, parfois même une tendance désespérante à la chronicité. »

La forme rhumatismale ou arthritique du rhumatisme gonorrhéique est, d'après M. le professeur Fournier, celle qui le plus souvent se présente à l'observation. C'est sur elle surtout que les discussions ont été nombreuses et vives ; mais si tous les auteurs ne sont pas encore aujourd'hui d'accord sur sa véritable nature, il n'existe que peu de divergences relativement à tout ce qui a trait à son évolution clinique et c'est, au point de vue spécial où nous nous sommes placés, la partie de son histoire qui présente le plus grand intérêt.

Un certain nombre de phénomènes des plus faciles à apprécier distinguent de l'hydarthrose, l'arthrite rhumatismale blennorrhagique. Ce sont, en première ligne, ses déterminations multiples, des symptômes généraux qui, sans être très accentués, sont cependant fort nets, et enfin des symptômes de réaction locale.

Bien que Ricord, ainsi que nous l'avons dit plus haut, considérât l'hydarthrose comme la manifestation la plus fréquente du rhumatisme de la chaude-pisse, il ne faudrait pas croire cependant qu'il n'eût aucune idée de la forme que nous avons en ce moment en vue. Il suffit, pour se convaincre du contraire, de lire avec attention ce qu'il écrivait après avoir donné une description détaillée de l'hydarthrose : « Cependant, dit-il, soit par les progrès naturels de la maladie, soit en vertu d'autres prédispositions ou par le développement de complications, comme on voit quelquefois survenir l'inflammation du testicule à la suite de l'épididymite blennorrhagique, on voit aussi d'autres parties constitutives des articulations se prendre successivement et présenter des signes d'inflammation ; il survient alors de l'engorgement et de la chaleur, la peau devient plus ou moins rouge et, comme dans le rhumatisme aigu, on peut y rencontrer des veinules plus ou moins dessinées et plus ou moins injectées de sang. » Et ailleurs : « L'existence de l'inflammation sur une seule articulation, la marche chronique, l'hydarthrose, sont des caractères qui pourront aider à reconnaître la nature blennorrhagique d'un rhumatisme, mais à côté on trouve des arthrites blennorrhagiques qui peuvent occuper plusieurs articulations, qui ont une marche aiguë, qui ressemblent en un mot au rhumatisme aigu. »

C'est qu'en effet les symptômes qui caractérisent cette forme sont, d'après M. le professeur Fournier, à peu près ceux du rhumatisme vulgaire aigu ou subaigu : « Tuméfaction d'une ou de plusieurs jointures, modérée en général, souvent à peine apparente, et, dans tous les cas, très inférieure en volume à celle de l'hydarthrose, ce qui témoigne d'une moindre abondance de l'épanchement articulaire ; douleurs assez vives, spontanées et surtout provoquées par les mouvements, la marche, la pression.

Coloration des téguments quelquefois normale, surtout si l'articulation est profonde, d'autres fois rosée ou même légèrement rouge, rarement érysipélateuse. Comme phénomènes généraux, parfois état fébrile, précédé de quelques frissons légers, avec malaise, courbature, inappétence. Cette fièvre est toujours modérée; de plus, elle s'apaise en général, après quelques jours, alors que les symptômes locaux persistent avec plus ou moins d'intensité. Il est même remarquable de voir, en certains cas, un état fébrile relativement léger coexister avec des fluxions articulaires multiples et violentes. Cette disproportion entre les symptômes locaux et la réaction générale est un signe dont le diagnostic peut tirer parti et qui différencie les arthropathies blennorrhagiques soit de l'arthrite inflammatoire, soit du rhumatisme vulgaire. » Ce qui se rapporte encore tout spécialement à la blennorrhagie, c'est le *moins grand nombre* des localisations articulaires, le *plus de fixité* des accidents sur les mêmes jointures, la *moins grande* disposition *alternante,* et enfin la *lenteur* plus prononcée des manifestations locales.

La maladie, du reste, serait sous cette forme, d'après tous les auteurs, susceptible de degrés divers. C'est ainsi, dit encore M. le professeur Fournier, « que parfois les symptômes inflammatoires sont assez légers; que plus souvent ils revêtent une intensité qui les rapproche de la fluxion rhumatismale aiguë; qu'en quelques cas enfin ils sont assez violents pour simuler une véritable arthrite ». C'est ainsi que, dans les cas rares où elle ne frappe qu'une seule jointure, l'arthrite, écrit Talamon, tantôt « présente tous les phénomènes les plus accusés d'une arthrite traumatique, gonflement et chaleur intense, douleur extrêmement vive, fièvre ardente, mais *tout cela cédant et prenant une allure plus modérée au bout de quelques jours ;* tantôt, au contraire, affecte d'emblée une marche subaiguë qui établit la transition avec l'hydarthrose ».

Si, pendant le cours de leur évolution, les deux formes les plus fréquentes du rhumatisme blennorrhagique, l'hydarthrose et l'arthrite, diffèrent l'une de l'autre par bien des côtés, il est un caractère qui les rapproche au contraire d'une façon bien marquée : c'est la lenteur et la difficulté de la résolution des lésions qu'elles ont pu produire. Après l'hydarthrose, comme après l'arthrite, il reste souvent, en effet, des raideurs, des craquements, une gêne plus ou moins marquée des mouvements, qui mettent encore un temps fort long à disparaître. C'est peut-être simplement à des faits de rhumatisme blennorrhagique polyarticulaire terminés par ankyloses que doivent être rapportées les observations qui ont servi de base à la description par Garrod, Charcot, Lorain et Tixier, du *rhumatisme noueux* de la chaude-pisse, description dans laquelle on a, comme le fait remarquer justement M. Besnier, englobé et confondu un certain nombre de déformations périarticulaires imputables sans doute à de la périarthrite des petites jointures ou à des périostites externes des extrémités articulaires.

Quelle que soit du reste l'opinion que l'on puisse avoir de la nature du rhumatisme blennorrhagique à forme pseudo-noueuse, nous nous croyons autorisés, n'envisageant que les cas que l'on a journellement l'occasion d'observer, à résumer ainsi les opinions actuellement en vigueur, en France, aussi bien qu'à l'étranger, sur les formes cliniques que peuvent revêtir, suivant les cas, les arthropathies de la chaude-pisse : *Dans certains cas, le rhumatisme blennorrhagique se manifeste sous la forme d'une hydarthrose dont les caractères essentiels sont sa formation rapide et sa tendance à la chronicité.* Plus souvent, il se caractérise *par le développement d'arthrites quelquefois unique, généralement multiples, mais moins nombreuses et moins mobiles que celles qui se développent sous l'influence du rhumatisme articulaire aigu ordinaire. Lorsqu'elle est unique, cette arthrite peut, dans certains cas exceptionnels, s'accompagner de symptômes assez violents pour simuler au début une véritable arthrite traumatique. Mais ces symptômes aigus ne tardent pas à s'amender et à prendre une allure plus modérée au bout de quelques jours.*

Les observations que nous avons pu reproduire à la fin de notre travail établissent, croyons-nous, d'une façon fort nette, qu'il existe, comme l'a fait depuis longtemps déjà remarquer au lit des malades M. le professeur Duplay, une confusion évidente en ce qui concerne certaines formes cliniques du rhumatisme blennorrhagique. Si rien ne nous paraît plus rationnel, en effet, que d'admettre et de décrire isolément une forme hydarthrose et une forme rhumatismale, il ne nous semble pas moins indispensable de distraire de cette dernière forme les cas où la complication de la chaude-pisse revêt toutes les allures de l'arthrite la plus aiguë. Nous savons bien que parfois on peut rencontrer des cas d'une détermination et d'une localisation au premier abord assez embarrassante. Mais le plus souvent les symptômes avec lesquels se présente l'arthrite aiguë blennorrhagique sont si nettement caractéristiques ; ils donnent d'une manière si certaine, lorsqu'on les a plusieurs fois observés, l'idée même de la cause qui a pu les produire, que nous avons tout lieu de croire notre distinction bien fondée, le nombre de ces cas, ainsi que nous aurons l'occasion de le montrer plus loin, étant non pas exceptionnel, mais au contraire relativement fréquent.

CHAPITRE II

ÉTIOLOGIE

S'il existe encore aujourd'hui bien des opinions différentes, relativement à la pathogénie et à la nature essentielle des accidents rhumatismaux de la chaude-pisse, il
n'est personne, croyons-nous, qui soutienne l'hypothèse
émise par Thiry (de Bruxelles), pour qui ces accidents ne
seraient que le résultat de coïncidences survenant entre
deux maladies très communes l'une et l'autre. « Tout le
monde, dit M. Besnier, convient uniformément aujour-
d'hui qu'il y a un rapport à établir entre la blennorrhagie
et certaines affections à forme rhumatismale ; tout le
monde reconnaît que, chronologiquement, le rapport s'établit de la blennorrhagie à l'affection rhumatismale, et
que, généralement, c'est pendant la période d'activité des
blennorrhagies uréthrales virulentes qu'il est le plus manifeste. » Il suffit en effet d'avoir observé avec attention
les caractères spéciaux et l'évolution toute particulière des
arthropathies dites blennorrhagiques, pour être bien et
dûment convaincu que c'est dans la blennorrhagie que
réside la *cause première, essentielle de leur apparition.*
Mais n'existe-t-il pas un certain nombre de *causes secon-*
daires, adjuvantes, pour ainsi dire, qui pourront au besoin
rendre compte de la disproportion évidente qui existe entre le nombre si grand des blennorrhagies et le chiffre

relativement peu considérable des accidents rhumatismaux? C'est là un point qui, pour les cas particuliers que nous avons ici en vue, ne manque pas que de présenter un certain intérêt. Il est malheureusement un certain nombre de questions que le nombre encore trop restreint de nos observations et notre compétence insuffisante nous empêchent de résoudre. Nous n'avons pas, en effet, la prétention de trancher le différend qui, après des discussions si brillantes, persiste encore aujourd'hui comme au premier jour au sujet de l'influence de la diathèse rhumatismale sur le développement des arthropathies blennorrhagiques. M. le professeur Fournier, M. Quinquaud et beaucoup d'autres laissent absolument de côté cette condition prédisposante; M. le professeur Peter la considère au contraire comme indispensable. Peut-être, comme dans la plupart des questions qui divisent si complètement des observateurs aussi distingués, la vérité est-elle dans une opinion mixte. C'est tout au moins ce que de nombreux interrogatoires faits sans parti pris et avec rigueur nous paraissent devoir établir.

Il est, relativement au développement de l'arthrite aiguë blennorrhagique que nous décrivons, deux conditions étiologiques adjuvantes très importantes à mettre en lumière, je veux parler de l'influence du *froid* et des *traumatismes*. Les observations que nous avons pu rassembler peuvent être à ce point de vue divisées en deux catégories : Les unes, ce sont peut-être les moins nombreuses, ont trait à des arthrites blennorrhagiques dont le début a été subit, brusque et au développement desquelles les malades ne reconnaissent absolument aucune cause. Les autres, de beaucoup les plus fréquentes, à ce point même qu'elles peuvent être considérées comme la règle, sont des observations d'arthrites qui sont, pour le sujet qui les porte, survenues nettement à la suite et à l'occasion d'un refroidissement, d'une fatigue ou d'un traumatisme.

Certes, nous n'ignorons pas combien doit être grande la méfiance du chirurgien, lorsque, en présence d'une affection quelconque, il lui faut apprécier la valeur des conditions étiologiques qu'invoquent les malades. Mais nous possédons des observations où le refroidissement et le traumatisme ont été trop accentués et où le développement de l'arthrite a suivi de trop près leur action, pour que nous puissions à ce point de vue conserver le moindre doute. Doit-on considérer, dans tous les cas, le traumatisme ou le refroidissement comme la cause même de l'acuité des symptômes articulaires? Nous ne le croyons pas, en présence des observations de notre première catégorie. Mais ce qui nous paraît de la plus grande évidence, et c'est là un fait sur lequel insiste beaucoup M. le professeur Duplay, c'est qu'il faut attribuer à l'existence fréquente de ces deux conditions étiologiques adjuvantes l'opinion des auteurs spéciaux sur la rareté de l'arthrite aiguë blennorrhagique. « Un malade, quel qu'il soit, homme ou femme, atteint de cette variété d'arthrite, n'ayant aucune idée de la relation qui peut exister entre son apparition subite et l'écoulement uréthral qu'il présente parfois depuis longtemps, ne songera jamais à aller demander de secours à un hôpital de vénériens comme le Midi ou Lourcine. Il se présentera à la consultation d'un hôpital ordinaire, et neuf fois sur dix il sera admis dans un service de chirurgie. Des observateurs, dont l'attention est journellement attirée sur les complications de la blennorrhagie, ne se trouveront ainsi que rarement en présence de l'arthrite, et les chirurgiens, non prévenus ou abusés par les descriptions classiques, examinant un malade qui, pour expliquer sa maladie, a, dans sa mémoire, un traumatisme ou un refroidissement, en laisseront échapper la pathogénie véritable et la considéreront comme une arthrite *traumatique* ou une arthrite *a frigore*. » Cette même raison qu'invoque M. le professeur Duplay pour expliquer l'erreur dans laquelle des auteurs aussi compétents sont tombés relativement au degré de fréquence de l'*arthrite aiguë blennorrhagique*, M. le professeur Fournier l'avait, dans son mémoire des *Annales de dermatologie,* admise déjà pour rendre compte de l'erreur non moins accréditée qui faisait des accidents articulaires de la chaude-pisse la propriété à peu près exclusive du sexe masculin. Jusqu'au jour où il eut l'occasion d'observer, dans un service de médecine générale, des cas bien authentiques de rhumatisme blennorrhagique chez la femme, cet excellent observateur partagea l'opinion erronée que les travaux de Foucard, de Brandes, de Rollet, de Ricord, avaient contribué à répandre et qui n'est encore, croyons-nous, qu'imparfaitement détruite. En ce qui concerne la forme aiguë de l'arthrite blennorrhagique, rien n'est mieux établi que son existence fréquente chez la femme. Sur les 20 observations qui figurent à la fin de notre thèse, 7 ont trait à des hommes, 13 ont été au contraire observées sur des personnes du sexe féminin. C'est là une proportion que l'on rencontrera d'une manière générale, à la condition toutefois de se livrer toujours, chez les malades qui se présenteront avec une arthrite ayant les caractères que nous décrirons bientôt, à un examen *méticuleux* et *plusieurs fois répété* des organes génitaux.

Mais pour que cette arthrite à physionomie si spéciale se produise, faut-il nécessairement qu'il existe un écoulement uréthral virulent? Une uréthrite simple, une inflammation vaginale ou utérine ne peuvent-elles pas suffire à en déterminer l'apparition? Nous n'oserions pas ici répondre par une affirmation précise, et cependant il nous semble qu'il n'existe peut-être pas d'affection articulaire qui se rapproche cliniquement davantage de celle que nous décrivons, que les arthropathies que l'on voit quelquefois survenir à la suite du catéthérisme ou après l'accouchement, et nous serions tout disposé à confondre ces accidents divers dans une même description, sous le titre général d'arthrites génitales.

L'âge ne nous paraît avoir aucune influence sur le développement de l'arthrite aiguë blennorrhagique. Elle frappe naturellement avec plus de fréquence les jeunes sujets qui sont, pour ainsi dire, le terrain favori de la chaude-pisse, mais elle n'épargne pas les personnes âgées, ainsi que deux ou trois de nos observations nous le prouvent d'une façon si évidente.

Contrairement à ce que professe Rollet, de Lyon, nous croyons que les accidents articulaires de la blennorrhagie peuvent éclater à toutes ses périodes, au cinquième, au huitième jour, le plus souvent du quinzième au seizième, parfois dans le cours du deuxième et du troisième mois; quelquefois même enfin à une période beaucoup plus reculée. Mais cette même irrégularité persiste-t-elle, comme le soutient Ricord, entre le degré ou l'intensité de la blennorrhagie et l'intensité des accidents rhumatismaux qu'elle détermine? ou bien doit-on penser, avec Fourestie, qu'une certaine relation doit être établie entre la forme de la chaude-pisse et la forme du rhumatisme qui lui correspond, les arthrites aiguës appartenant aux blennorrhagies aiguës, les arthropathies lentes, les synovites tendineuses, les phlegmasies des bourses séreuses, répondant aux blennorrhées. Aucune observation ne peut à ce point de vue être interrogée avec plus de profit que celles que nous rapportons nous-même. Certes, dans les nombreux exemples que Fourestie a publiés de complications articulaires survenues dans le cours de blennorrhagies aiguës, nous en voyons bien qui ont trait à des cas de rhumatisme remarquables surtout par la généralisation des accidents; mais si la thèse qu'il soutient devait être admise sans conteste, tous les malades que nous avons observés auraient dû présenter des écoulements uréthraux d'une rare acuité. Tous nous ont, en effet, offert des exemples frappants d'arthrite remarquablement aiguës, et dans plus de la moitié des cas, cependant, la blennorrhagie était à peu près insignifiante et souvent même, chez les femmes, avait dû être attentivement recherchée.

Les documents relatifs à l'anatomie pathologique de l'arthrite blennorrhagique sont encore trop peu nombreux pour que nous nous croyions autorisé à consacrer un chapitre spécial à l'étude de ses lésions. Il est pourtant un certain nombre de points importants à connaître pour expliquer la marche et la terminaison variable de la maladie, que nous rapporterons brièvement ici.

Bien qu'aucune autopsie ne permette de l'affirmer

d'une manière précise, il est bien probable, et c'est là une opinion qu'admet, dans ses cliniques, M. le professeur Gosselin, que l'arthrite blennorrhagique présente à son début des lésions analogues à celles qui caractérisent les autres affections inflammatoires aiguës des jointures. Il se produit vraisemblablement un certain nombre de modifications vitales qui commencent par une hypérémie légère et ne tardent pas à aboutir à la production d'exsudats inflammatoires siégeant dans l'épaisseur de la synoviale, à sa surface interne ou dans l'épaisseur des tissus périarticulaires. Ces exsudats, susceptibles de rendre compte de la tuméfaction et de l'œdème qui, cliniquement, caractérisent l'arthrite, ou bien se résolvent en totalité, ou bien au contraire s'organisent et persistent sous forme de tractus fibreux qui fixent l'une à l'autre d'une manière plus ou moins solide les extrémités articulaires.

Mais quelles lésions se produisent du côté des cartilages, du côté des extrémités osseuses, des ligaments? C'est sur ces divers points que l'ignorance est à peu près complète. On sait bien, depuis les observations de MM. Fournier et Prichard que nous rapportons plus loin, que les ligaments peuvent être ramollis, détruits même en partie, que les cartilages peuvent perdre les connexions qu'ils présentent normalement avec les os, s'ulcérer, disparaître complètement, mais là s'arrêtent nos connaissances exactes, et le processus capable de déterminer de semblables lésions n'a pas encore été étudié dans les cas spéciaux qui nous occupent; cela, sans aucun doute, faute de matériaux.

Nous n'aborderons pas l'étude clinique de l'arthrite blennorrhagique sans avoir dit préalablement un mot de son siège le plus habituel. Dans les observations que nous reproduisons plus loin, le coude et le poignet ont été de beaucoup les articulations les plus fréquemment atteintes. Le genou nous a paru présenter moins de tendance à être frappé de cette variété d'arthrite, fait intéressant lorsqu'on songe au contraire à la fréquence de l'hydarthrose de même nature, à son niveau. Mais ce qui nous paraît surtout devoir être mis en évidence, c'est que toutes les articulations, quelles que soient les particularités anatomiques qu'elles présentent, peuvent être affectées : les articulations du pied, l'articulation sterno-claviculaire, les articulations des phalanges nous offrent de ce fait un remarquable exemple.

Est-il possible, de l'étude symptomatique de l'arthrite blennorrhagique, de conclure à sa nature, à sa pathogénie?

Nous ne nous croyons pas autorisé à le faire, et cependant, nous devons le dire ici, les phénomènes cliniques par lesquels elle se caractérise se rapprochent étrangement de ceux que l'on observe dans les arthrites purulentes de la pyohémie, et en particulier de la pyohémie lente qui aboutit à la guérison. Ce fait, qui a été signalé surtout en Angleterre et sur lequel a insisté avec raison Talamon dans son mémoire de la *Revue mensuelle*, nous a aussi frappé dans bien des cas, et nous serions pour cela tout particulièrement enclin à faire de l'arthrite blennorrhagique, à l'exemple de M. le professeur Lasègue, une arthrite pyohémique, ce que les recherches hématologiques récentes tendent de jour en jour à confirmer, mais ce que la constatation simultanée d'un microbe de la chaude-pisse dans le pus uréthral et dans l'épanchement intra ou péri-articulaire permettra seule d'affirmer catégoriquement.

CHAPITRE III

ÉTUDE CLINIQUE

C'est par des caractères symptomatiques vraiment spéciaux que l'arthrite aiguë blennorrhagique se distingue des autres formes du rhumatisme de la chaude-pisse, et ces caractères symptomatiques se présentent dans tous les cas avec une telle régularité et une telle constance, que nous croyons devoir faire de chacun d'eux dans ce chapitre une étude aussi complète et aussi détaillée que possible. Il ne faudrait pas croire cependant qu'ils s'établissent d'emblée avec toute l'intensité qu'ils présenteront plus tard et, comme cela ressort nettement de la lecture attentive de nos observations, leur production se trouve, dans la plupart des cas, précédée par l'apparition d'un certain nombre de phénomènes plus ou moins fugaces, généralement d'un ou de deux jours de durée et assez accentués pour constituer par leur réunion une véritable *période d'invasion*.

Ces phénomènes rappellent à s'y méprendre ceux que tous les auteurs classiques considèrent comme caractérisant la forme dite arthralgique du rhumatisme blennorrhagique. Dans les deux cas, ils consistent en effet en douleurs vagues, généralement insuffisantes pour empêcher la marche ou le fonctionnement du membre qui en est atteint. Ces douleurs offrent en outre ceci de particulier, qu'elles ne se fixent sur aucune jointure, que leur mobilité est excessive. C'est ainsi qu'en deux ou trois jours toutes les articulations des membres peuvent être successivement atteintes. Aucune altération appréciable n'accompagne du reste ces manifestations douloureuses ; aucun changement dans la coloration de la peau, aucun gonflement, pas de modification appréciable à la main dans la température locale. Mais tandis que ces phéno-mènes, dans l'arthralgie blennorrhagique, disparaissent sans laisser aucune trace, dans les cas où ils ne constituent que les prodromes de l'arthrite on ne les voit prendre fin que pour faire place à des accidents d'une intensité bien différente qui vont éclater brusquement sur l'une quelconque des jointures et s'y localiser d'une manière définitive pendant toute la durée de la *période d'état* de la maladie.

Période d'état. — Le début de cette période est nettement caractérisé dans tous les cas par l'apparition brusque de phénomènes articulaires *localisés*. C'est souvent au milieu de la nuit que ces phénomènes apparaissent. Les malades qui se sont endormis bien portants ou à peine tourmentés par la persistance de quelques douleurs erratiques, sont brusquement réveillés par une douleur soudaine, d'une intensité exceptionnelle, et cette douleur ne tarde pas à s'accompagner d'un gonflement notable de la jointure atteinte, ces deux symptômes entraînant rapidement à leur suite la déformation et l'impotence fonctionnelle du membre.

Douleur. —Lorsqu'on vient à parcourir les descriptions symptomatiques que les auteurs classiques les plus récents font des arthropathies blennorrhagiques en général, il est un fait qui ne manque pas d'attirer l'attention : c'est la façon dont ils insistent sur la différence qui existe le plus souvent entre l'intensité des manifestations douloureuses dans les cas de rhumatisme simple ou de rhumatisme secondaire. « Plus ou moins intenses au début, les douleurs de la forme arthritique du rhumatisme blennorrhagique, dit M. le professeur Fournier, se calment toujours par le repos et ne tardent pas à devenir modérées, bien plus modérées notamment que celles du rhumatisme vulgaire. » Cette même opinion se retrouve formulée, déjà, presque dans les mêmes termes et d'une façon peut-être encore plus catégorique, dans les mémoires de Ricord, de Rollet, etc. Une différence capitale existe à ce point de vue spécial entre la forme arthritique du rhumatisme blennorrhagique décrite par les auteurs et l'arthrite aiguë que nous cherchons à spécialiser. Loin d'être modérée et de se calmer par le simple repos au bout de quelques jours, la douleur qui marque le début de l'arthrite est remarquable en effet par son intensité et par sa persistance. L'épithète d'atroce que Swediaur donnait à la douleur produite par les gonocèles ne nous paraît dans ces cas nullement exagérée. Il est du reste, au point de vue de l'étude approfondie de cet important symptôme, un certain nombre de divisions à établir. A côté de la douleur spontanée qui est généralement le premier phénomène appréciable, il convient d'étudier en effet avec soin les douleurs provoquées soit par les pressions exercées en divers points de la jointure atteinte, soit par les mouvements communiqués à cette jointure.

Indépendamment de son intensité, qui est pour ainsi

dire constante, il est encore un caractère qui appartient à la douleur spontanée de l'arthrite aiguë blennorrhagique : c'est sa persistance jusqu'à l'établissement d'un traitement approprié. Bien qu'elle existe du reste d'une façon continue, cette intensité n'est pas sans présenter, suivant les moments, un certain nombre de modifications appréciables. C'est un fait qui ressort de l'étude des observations mêmes que toujours la douleur se montre *la nuit* plus aiguë, plus intolérable que pendant la journée. Elle est même alors généralement si accentuée, qu'elle empêche complètement tout sommeil : c'est là un point sur lequel nous ne pourrions, croyons-nous, trop nous appesantir; la disparition de la douleur et le retour du sommeil constituant les deux premiers phénomènes que l'on observe à la suite de la mise en œuvre d'un traitement approprié. L'exacerbation nocturne de la douleur nous paraît devoir être attribuée surtout à l'impossibilité dans laquelle se trouvent les malades, dès qu'ils ferment les yeux, de maintenir leur articulation atteinte dans un état d'immobilité absolue.

Les moindres mouvements communiqués à une jointure affectée d'arthrite aiguë blennorrhagique sont le plus souvent en effet la cause de violentes douleurs; aussi les muscles voisins, constamment en état de contracture vigilante, les limitent-ils dans une notable étendue lorsqu'on cherche à les produire, et placent-ils le segment malade du membre dans une position fixe, qui ne peut être spontanément modifiée.

La production du *phénomène douleur*, en des points bien déterminés, constitue un symptôme également important. Dans la majorité des cas, il suffit, pour le mettre

en évidence, d'exercer du bout du doigt une pression légère sur le trajet connu de l'interligne articulaire. Mais il
est aussi pour chacune des articulations les plus fréquemment affectées de véritables lieux d'élection pour le constater facilement. Dans les cas où l'articulation du poignet
est atteinte, c'est sur les parties latérales de la jointure,
immédiatement au-dessous des apophyses styloïdes du
cubitus et du radius qu'il faut aller exercer des pressions,
c'est encore sur les parties latérales de l'article que ces
pressions devront être pratiquées si l'arthrite a son siège
à l'articulation du coude. Les articulations qui, comme
l'épaule, sont profondément situées, recouvertes par des
muscles épais, présentent pour l'exploration un peu plus
de difficultés. C'est alors au niveau de la coulisse bicipi-
tale, au sommet de la cavité du creux axillaire, qu'il
faudra chercher à produire la douleur. Que cette douleur,
du reste, soit spontanée ou provoquée, ce qui la caractérise surtout, nous le répétons, c'est son *acuité* et sa *persistance*. Nous allons retrouver l'un de ces deux phénomènes également accentué en faisant l'étude du symptôme
qui, dans l'arthrite blennorrhagique, suit de bien près
l'apparition de la douleur : nous voulons parler de la tuméfaction.

Tuméfaction. — C'est généralement quelques heures,
rarement un ou deux jours après l'apparition de la douleur, que se manifeste la tuméfaction, qui rapidement atteint un très haut degré d'acuité et se caractérise de la
façon suivante : Elle débute, à peu près dans tous les cas,
en un point qui correspond à l'interligne articulaire, mais
elle ne s'y limite en aucune façon. Elle présente au contraire une tendance très marquée et, pour ainsi dire, ca-

ractéristique, à la diffusion. Son développement varie du reste, bien qu'il soit toujours très accentué, suivant le siège de l'arthrite. D'une manière générale elle est marquée surtout du côté de la face dorsale des membres, et le coude, le poignet, le genou, sont les articulations où elle s'observe avec le plus de facilité et de précision. Dans les arthrites blennorrhagiques du poignet, la face dorsale de l'interligne radio-carpien est envahie par une tuméfaction qui remonte au moins jusqu'à la partie moyenne de l'avant-bras et qui descend sur le dos de la main jusqu'au niveau des articulations métacarpo-phalangiennes. Étendue aux faces latérales et palmaire de la région, mais moins accentuée en ces derniers points, la tuméfaction altère la forme de la jointure et, au lieu de la disposition aplatie qu'elle présente normalement, elle lui communique une apparence cylindrique tout à fait particulière. Lorsque l'articulation du coude est frappée par cette complication de la chaude-pisse, c'est à la partie postérieure de la région que la tuméfaction doit être recherchée. Ayant dans ce cas son maximum au niveau de l'olécrane, elle s'étend en haut jusqu'à la partie moyenne ou jusqu'au tiers supérieur du bras et en bas jusqu'au tiers inférieur de l'avant-bras. Elle est toujours à ce niveau extrêmement accentuée et se présente à l'observateur avec toute l'acuité et tout le développement que l'on est habitué à voir aux tuméfactions qui résultent de l'inflammation aiguë de la bourse séreuse rétro-olécranienne. Même étendue, même développement rapide de la tuméfaction lorsqu'elle se montre au niveau du genou, ou de toute autre articulation. Mais par quel mécanisme se trouve-t-elle constituée ? C'est là un point qu'il importe maintenant de bien préciser. Nous avons vu, en résumant rapidement l'étude de l'hydarthrose blennorrhagique, que la production soudaine et rapide d'un abondant épanchement articulaire caractérisait cette forme du rhumatisme de la chaude-pisse. En est-il de même dans les cas d'arthrite aiguë? En aucune façon, nos observations nous permettent de l'affirmer. Il suffit de pratiquer les explorations simples, que l'on met journellement en usage, de rechercher le « choc rotulien », d'explorer attentivement les culs-de-sac de la synoviale huméro-radio-cubitale, etc., etc., pour se convaincre rapidement que s'il existe du liquide dans la jointure malade, il n'en existe qu'une quantité relativement insignifiante, et dans tous les cas absolument insuffisante pour rendre compte du développement d'une tuméfaction si étendue et si rapidement produite, dont la cause doit être recherchée au contraire dans l'*état des tissus périarticulaires*. Que l'on vienne, en effet, du bout du doigt, et cela aussi bien au niveau des points où la tuméfaction est très accentuée que sur ses limites, à exercer des pressions légères, et l'on déterminera avec une facilité plus ou moins grande ces dépressions en godet qui caractérisent l'œdème. C'est donc en majeure partie à l'infiltration du tissu cellulaire par la sérosité que doit être attribuée la tuméfaction, et l'on s'en rend encore parfaitement compte par l'impossibilité absolue où l'on se trouve de former un pli à la peau qui entoure une articulation envahie par l'arthrite, ou par l'épaisseur considérable que présente ce pli. Mais là n'est pas la cause du gonflement que l'on observe dans tous les cas, et dans plusieurs observations, en particulier dans celles qui nous ont été communiquées par MM. Bouilly et Mathieu, la palpation profonde exercée au niveau des extrémités articulaires, en même temps qu'elle déterminait une douleur plus ou moins vive, permettait de percevoir nettement une augmentation de volume de l'os. En dehors de ce gonflement osseux des extrémités articulaires, qui présente ceci de remarquable qu'il persiste longtemps après la guérison complète, la tuméfaction et la déformation locales sont principalement sous la dépendance de l'infiltration œdémateuse des tissus périarticulaires, fait important et sur lequel nous insistons d'autant plus qu'il n'a été jusqu'ici signalé que par quelques auteurs. C'est ainsi que dans une thèse intéressante Voelker signale, mais seulement dans un certain nombre de cas, que les tissus voisins de l'articulation peuvent être intéressés au mouvement fluxionnaire qui se produit. « Les parties fibreuses périphériques, dit-il, les os même, concourent quelquefois à mettre en évidence cette tuméfaction, et il est des cas non douteux où la déformation était prononcée, la tuméfaction considérable et où il n'y avait pas ou presque pas d'épanchement. » Les mêmes faits se trouvent encore très brièvement signalés dans la thèse de Diday, élève de M. le professeur Lasègue, qui à ce propos s'exprime ainsi : « Le gonflement articulaire tient en grande partie à l'épanchement qui se fait dans la jointure ; il tient aussi en partie à l'inflammation et à l'œdème périarticulaire. Cet œdème est quelquefois considérable et peut s'étendre à une grande distance. »

La douleur et la tuméfaction peuvent être quelquefois les deux seuls phénomènes objectifs qui caractérisent l'arthrite aiguë blennorrhagique, mais le plus souvent leur production ne tarde pas à être accompagnée de modifications spéciales dans la coloration de la peau. Elle prend généralement une coloration rosée, quelquefois rouge vif, plus accentuée au voisinage de l'interligne articulaire, s'atténuant au contraire sur les limites de la tuméfaction œdémateuse, et la région, dans ces cas, présente à s'y méprendre tous les caractères extérieurs d'un état phlegmoneux intense, d'une angioleucite grave.

Comme il était bien naturel de le prévoir, les symptômes que nous avons jusqu'à présent passés en revue ne se montrent pas avec une telle acuité sans déterminer *une élevation notable de la température locale*. C'est là un phénomène facile à percevoir par la simple application de la main sur la jointure atteinte, par la palpation qui révèle aussi au clinicien l'existence d'un autre symptôme non moins important. Dans les cas où l'œdème est très développé et dans les points où l'infiltration s'est faite avec le plus d'abondance, il est assez souvent possible de percevoir une sensation plus ou moins nette de *fausse fluctuation*. Ce n'est dans bien des cas qu'une mollesse particulière qu'il est facile de rapporter à sa véritable cause, mais c'est quelquefois aussi une sensation de flot si nettement perceptible, que des praticiens habiles ont pu y être trompés, et être amenés par la constatation de ce symptôme à pratiquer des incisions en des points où ils croyaient trouver de vraies collections purulentes, et où ils ne rencontrèrent qu'une infiltration œdémateuse considérable. Dans l'un des cas que nous avons eu l'occasion d'observer dans le service de M. le professeur Duplay et qui se trouve rapporté déjà dans le mémoire des *Archives générales de médecine,* la tuméfaction œdémateuse, qui se trouvait sous la dépendance d'une arthrite blennorrhagique de l'articulation sterno-claviculaire, donnait une sensation si nette de fluctuation, que plusieurs avaient pu penser tout d'abord à une collection purulente, consécutive à une périostite de l'extrémité interne de la clavicule. Et pourtant, par le fait seul de l'immobilisation, la fluctuation devint de moins en moins perceptible et finit par disparaître en même temps que la tuméfaction.

Si nous ajoutons maintenant que la douleur et la tuméfaction œdémateuse ne peuvent exister sans déterminer des *troubles fonctionnels notables* et sans immobiliser dans une position fixe la jointure atteinte, le poignet dans la rectitude, le coude dans la demi-flexion et dans une position intermédiaire à la pronation et à la supination, nous en aurons terminé avec l'étude clinique d'un certain nombre d'arthrites aiguës blennorrhagiques, soit qu'elles tendent d'elles-mêmes, à dater de cette période, à la guérison, ce qui est rare, soit qu'une intervention rationnelle vienne enrayer leur tendance envahissante.

Mais dans un grand nombre de cas, si aucune intervention ne vient troubler son évolution normale, l'arthrite blennorrhagique continue à se développer avec ses caractères d'acuité les plus accentués, et la constatation de nouveaux symptômes vient aussitôt rendre compte au chirurgien de la marche destructive de la maladie.

C'est ainsi que, dans plusieurs de nos observations, lorsque surtout le début de l'arthrite remontait à une date un peu éloignée, il nous a été donné, en faisant exécuter des mouvements même peu étendus à l'articulation malade, de percevoir des frottements très nets, qu'il n'était permis de rapporter qu'à des altérations des cartilages articulaires. C'est ainsi qu'il est possible aussi parfois, et cela s'observe surtout avec facilité au niveau du coude, du genou, du poignet, des articulations des phalanges, de déterminer des mouvements anormaux, des mouvements de latéralité par exemple, symptôme sur le mode de production duquel il importe de nous arrêter un instant.

Dans un cas très intéressant d'arthrite plastique blennorrhagique de l'articulation fémoro-tibiale, qu'il rapporte dans ses cliniques, M. le professeur Gosselin crut pouvoir attribuer les mouvements de latéralité qu'il avait perçus très facilement, à la destruction des cartilages semi-lunaires. Il lui sembla plus rationnel d'admettre cette pathogénie spéciale en raison de la tendance que tous les éléments de la jointure, synoviale et ligaments, présentaient à la fois à subir la transformation fibreuse, et de laisser de côté, dans ce fait particulier, le relâchement ou le défaut de résistance des ligaments latéraux qui sont incriminés dans la majorité des cas. Cette opinion nous paraît en effet devoir être admise, à l'exclusion de toute autre, lorsqu'on se trouve en présence d'une de ces inflammations qui, comme nous aurons à le faire remarquer tout à l'heure, tendent depuis le premier jour de leur apparition à se terminer par ankylose. Mais dans tous les cas, et ils sont peut-être les plus fréquents, où l'arthrite se caractérise par des symptômes inflammatoires d'apparence véritablement phlegmoneuse et marche manifestement à une désorganisation des éléments de la jointure, sinon à la suppuration, rien n'est plus naturel que d'attribuer la mobilité latérale à une destruction de l'appareil ligamenteux, que de la rapprocher par conséquent, au point de vue de son mode de production, de celle que l'on observe si souvent chez les sujets atteints de tumeur blanche.

Développement rapide de phénomènes symptomatiques d'une acuité extrême, tel est en deux mots le fait qui communique à la *période d'état* de l'arthrite blennorrhagique son cachet tout spécial, mais ces phénomènes, par suite de leur évolution ultérieure, sont susceptibles de faire subir à la maladie une marche différente suivant les cas, et de la faire aboutir par conséquent à une terminaison variable.

Marche et Terminaison. — Nous avons dit ailleurs comment, à l'exemple de M. le professeur Gosselin, il était possible, au point de vue anatomique, de considérer l'arthrite aiguë blennorrhagique comme caractérisée par des lésions qui consistaient surtout en une hypérémie de la synoviale et en exsudats inflammatoires, déposés les uns dans l'épaisseur de la membrane, les autres formés en dehors d'elle ou à sa surface interne sous forme de flocons fibrineux ou néo-membraneux. C'est de l'évolution ultérieure de ces productions inflammatoires que va, dans chaque cas particulier, dépendre la marche de l'arthrite, et suivant qu'elles présenteront une tendance à la disparition immédiate, à l'organisation ou à la prolifération, l'arthrite aiguë blennorrhagique méritera les dénominations de *résolutive*, de *plastique ankylosante*, de *destructive*.

Si l'on fait abstraction des cas où le traitement vient modifier la marche des lésions, l'arthrite blennorrhagique résolutive est pour ainsi dire exceptionnelle. Cliniquement, elle se caractérise de la façon suivante : Au bout d'un temps variable, en général de quatre ou cinq semaines, spontanément ou sous l'influence d'un traitement

anodin, on voit s'amender un à un les symptômes qui
communiquaient à l'arthrite son apparence aiguë si marquée. La douleur spontanée disparaît en partie, la tuméfaction diminue et les mouvements reparaissent dans la
jointure, sans cependant acquérir d'emblée toute leur
étendue. Mais si le chirurgien fait exécuter ces mouvements, il constate aisément qu'ils ne sont limités que
par l'atrophie musculaire qui toujours est considérable,
par des adhérences légères, celluleuses, faciles à rompre
sans déterminer de douleurs persistantes, et il ne tarde
pas, après un petit nombre de séances de mobilisation,
à voir la jointure reprendre à la fois sa souplesse et ses
fonctions.

Toute différente est la marche de l'arthrite, lorsqu'elle
revêt, ce qui n'est pas rare, la forme plastique ankylosante. Ces faits, qui méritent à tous égards d'attirer l'attention des praticiens, mentionnés il y a longtemps déjà
par Brandes, de Copenhague, pour un certain nombre de
jointures, ont été surtout heureusement étudiés par M. le
professeur Gosselin. Brandes avait signalé l'ankylose
comme la terminaison fréquente de l'arthrite blennorrhagique des articulations phalangiennes ; il ne faudrait
pas croire que cette terminaison fût spéciale à ces jointures ; le coude, le genou, le poignet ont pu être frappés
d'une façon absolument identique. Dans ces cas, soit que
les phénomènes inflammatoires cessent d'eux-mêmes, soit
qu'ils s'amendent à la suite de la mise en œuvre d'un
traitement approprié, ce qui est absolument caractéristique, c'est la résistance toute spéciale et toujours croissante que l'articulation atteinte présente à la mobilisation.

B.   3

En quelques semaines les extrémités articulaires semblent reliées l'une à l'autre par des tractus fibreux qui peuvent céder un jour à des manipulations violentes, mais qui quarante-huit heures après présentent une solidité plus énergique, et qui par leur organisation définitive aboutissent, quoi qu'on fasse, à la production d'une ankylose complète. La constatation de cette marche et de cette terminaison spéciale, dans les cas où l'on avait au début perçu des mouvements anormaux et des frottements articulaires, nous engage à penser que les lésions cartilagineuses sont peut-être nécessaires à leur production. C'est une opinion qui trouve, croyons-nous, sa confirmation dans l'étude des phénomènes qui se passent dans bien des cas au niveau des extrémités osseuses qui entrent dans la constitution d'une articulation affectée d'arthrite blennorrhagique.

Nous avons eu soin, en faisant l'étude de la symptomatologie, d'insister sur ce fait que dans certains cas la douleur existait non seulement sur le trajet des ligaments articulaires, mais aussi au niveau des extrémités osseuses elles-mêmes, et qu'on pouvait alors le plus souvent constater par la palpation une augmentation manifeste du volume des os. C'est un point que nous trouvons signalé également par M. le professeur Gosselin, qui est tout porté à admettre, pour expliquer la production de ces lésions particulières, l'existence simultanée d'une périostite ou d'une ostéite condensante. Quelle que soit du reste la cause que l'on invoque pour expliquer pendant la période d'état de l'arthrite blennorrhagique cette augmentation de volume des extrémités osseuses, ce qu'il importe avant tout de retenir, c'est que cette hyperostose, dans bon nom-

bre de cas, persiste très longtemps, quelquefois même in-
définiment, et qu'elle s'accompagne généralement alors
d'une ankylose complète.

Quelle est l'évolution spéciale que subissent les symptômes dans les cas où l'arthrite revêt la forme destructive?
C'est ce qu'il nous reste maintenant à signaler. Lorsque
la résolution devait être spontanément obtenue ou lorsqu'une ankylose primitive devait s'établir, nous avons vu
les phénomènes inflammatoires (douleur, tuméfaction,
œdème, etc.) disparaître avec une rapidité plus ou moins
grande et faire place à des manifestations de nature absolument différente. Lorsque l'arthrite aiguë revêt la forme
destructive, ces mêmes phénomènes inflammatoires, loin
de disparaître ou de s'amender, s'exagèrent, et c'est alors
qu'apparaissent à un degré très prononcé les mouvements
anormaux, les craquements articulaires, indices certains
du travail de désorganisation qui se passe dans l'intérieur
de la jointure. Ce travail de désorganisation, s'il est aban-
donné à lui-même ou sous l'influence d'une cause spéciale,
peut-il aboutir à la suppuration de l'article? C'est un point
que nous devons examiner en raison des opinions con-
tradictoires qui ont été émises à ce sujet. « Le rhumatisme vulgaire suppure quelquefois, dit Rollet, le rhumatisme blennorrhagique jamais. » « Il n'existe pas dans la
science un seul fait authentique de cette terminaison
(Voelker) ». Enfin, dit Fournier, « ce mode de terminaison paraît être des plus rares, et on s'accorde à reconnaître
qu'il n'en existe pas dans la science un seul exemple bien
authentique ». Une affirmation aussi catégorique aurait
aujourd'hui tort de se produire, il suffirait pour s'en convaincre absolument de relire avec attention les pages du

mémoire de Talamon, où se trouvent analysés les exemples douteux et les exemples incontestables de suppurations articulaires survenues dans le cours d'une blennorrhagie. Il est deux observations surtout qui nous paraissent établir d'une manière incontestable la possibilité de ce mode de terminaison : l'une d'elles appartient à M. le professeur Fournier; l'autre a été rapportée par M. Prichard et se trouve dans le *System of Surgery* de Holmes.

Le malade de M. Fournier, homme de trente ans, atteint d'une arthrite blennorrhagique très aiguë du coude, mourut après quinze jours d'une fièvre typhoïde, et à son autopsie on trouva l'articulation pleine de pus, les cartilages altérés et détruits en plusieurs points. Dans l'observation de M. Prichard, il est question d'un homme qui, affecté de chaude-pisse avec orchite, fut pris de symptômes fébriles suivis d'une grande douleur avec gonflement du genou droit. En quelques jours la partie inférieure de la cuisse fut infiltrée de pus échappé de la synoviale rompue. On amputa le malade et la jointure fut trouvée complètement désorganisée. En présence de pareils faits on ne peut donc plus nier, avec Rollet, la suppuration de l'arthrite blennorrhagique, et la rareté de cette terminaison doit être, croyons-nous, recherchée dans la facilité avec laquelle, dans la majorité des cas, ainsi que nous aurons l'occasion de le dire tout à l'heure, un traitement bien appliqué enraye la marche destructive de la maladie.

Dans cette histoire clinique de l'arthrite blennorrhagique, nous avons jusqu'ici complètement laissé de côté et avec intention l'étude des symptômes généraux; c'est que rien, en effet, n'est aussi variable que leur intensité. Dans bon nombre des observations que nous avons eu l'occasion de recueillir, ces symptômes généraux n'existaient pour ainsi dire pas, et les malades se présentaient avec une arthrite, maladie locale, mais sans mouvement fébrile assez accentué pour mériter d'attirer l'attention. Dans quelques cas, au contraire, les moins nombreux de beaucoup, les manifestations articulaires s'accompagnaient de fièvre, d'inappétence, d'élévation notable de la température, mais toujours ces troubles de la santé générale disparaissaient rapidement par le simple repos. L'arthrite aiguë blennorrhagique ne présente donc à ce point de vue rien de spécial; elle se rapproche seulement des autres formes du rhumatisme de la chaude-pisse qui, comme le dit M. le professeur Fournier, est remarquable surtout par la disproportion évidente qui existe entre l'intensité des phénomènes articulaires et le peu de développement des symptômes généraux.

CHAPITRE IV

Lorsqu'on a eu l'occasion d'observer même un petit nombre de malades atteints d'*arthrite aiguë blennorrha-gique*, le diagnostic dans tous les cas se fait avec la facilité la plus grande, à distance pour ainsi dire tant sont identiques toujours les manifestations symptomatiques qui la caractérisent. Mais le développement rapide et l'intensité de ces manifestations a souvent aussi fait commettre des erreurs aux praticiens non prévenus, et cela relativement à l'existence même de l'arthrite ou à la désignation de sa nature; ce sont là deux points que nous allons passer successivement en revue.

Dans un certain nombre de cas, la douleur excessive, la tuméfaction œdémateuse, accompagnée de rougeur de la peau, d'élévation de la température locale et d'une fluctuation vague, ont au premier abord donné l'idée d'un phlegmon diffus, d'une angioleucite grave. L'examen soigneux du segment de membre atteint et la localisation exacte du maximum de la douleur suffisent pour attirer rapidement l'attention du côté de la jointure et pour faire reconnaître l'arthrite.

Une autre erreur possible est celle qui consiste à rapporter tous les symptômes que l'on observe à une inflammation des gaines synoviales entourant l'articulation atteinte. Dans les cas de synovites blennorrhagiques qui ont été publiés par Mauriac, Maymou, Fournier, etc., les manifestations locales diffèrent peu en effet de celles que nous avons signalées comme appartenant à l'arthrite, mais la constatation de la douleur à la pression en un point qui correspond uniquement à l'interligne articulaire, et la possibilité de développer cette même douleur par des mouvements *articulaires* et non *tendineux,* sont des renseignements faciles à percevoir et de nature à faire reconnaître le siège exact de la maladie.

Lorsque l'arthrite en elle-même a été diagnostiquée, est-il toujours possible de la rattacher facilement à sa véritable cause, de reconnaître d'emblée sa nature blennorrhagique? Évidemment non, et c'est une des raisons pour lesquelles, ainsi que nous avons eu l'occasion de le faire remarquer ailleurs, cette forme des complications articulaires de la chaude-pisse est considérée comme exceptionnelle. Lorsqu'à ce point de vue spécial une erreur est commise, c'est une arthrite traumatique qui est généralement diagnostiquée, soit que, considérant comme suffisante la cause invoquée par le malade, le chirurgien néglige de pratiquer un examen des organes génitaux, soit qu'un premier examen de ces organes ne donne aucun renseignement bien net, ce qui est loin d'être rare chez la femme. Il est, indépendamment des résultats que peuvent fournir les commémoratifs et les explorations répétées de l'urèthre, un certain nombre de faits particuliers dont la constatation peut empêcher de commettre une semblable erreur : ce sont principalement l'intensité même des phénomènes symptomatiques et la rapidité de leur développement. En dehors des arthrites qui succèdent aux plaies pénétrantes des jointures, il n'en est aucune, en effet, qui, à la suite d'un traumatisme même très violent, s'accompagne à si courte échéance de ce gonflement œdémateux énorme, et de cette réaction inflammatoire considérable qui se montrent dès les premières heures du développement de l'arthrite aiguë blennorrhagique. L'acuité de ces manifestations symptomatiques et leur localisation sur une seule jointure sont encore les caractères sur lesquels il faut se baser pour distinguer de la forme arthritique du rhumatisme blennorrhagique décrite par les auteurs, l'arthrite que nous avons eue uniquement en vue dans notre description.

Si l'on veut bien se rappeler les différents modes de terminaison que l'arthrite blennorrhagique est susceptible de présenter, il sera facile de se rendre compte de ce fait que son pronostic, tout en étant susceptible de subir des modifications notables suivant les cas, présente toujours cependant une gravité assez sérieuse. Mais dans les symptômes observés pendant la période d'état de la maladie, en est-il dont la constatation peut faire prévoir telle ou telle issue ? c'est là une question à laquelle nous ne pouvons malheureusement pas répondre d'une façon absolument catégorique. Ce que nous pouvons faire remarquer seulement, avec M. le professeur Gosselin, c'est que la terminaison par ankylose paraît être surtout fréquente lorsque les symptômes articulaires s'accompagnent d'un gonflement notable des extrémités osseuses. C'est donc dans les cas où ce gonflement pourra être perçu que le pronostic devra surtout être considéré comme fâcheux. Hâtons-nous d'ajouter, du reste, que sa gravité devra toujours être proportionnée à l'ancienneté plus ou moins grande de l'arthrite, une intervention rapide pouvant être bien souvent d'une grande utilité, ainsi que nous allons le dire dans le chapitre suivant.

CHAPITRE V

TRAITEMENT

En présence d'une inflammation articulaire de nature quelconque, le premier devoir du chirurgien consiste à assurer l'immobilisation complète et immédiate du membre dans une position convenable. En aucun cas, cette indication thérapeutique ne s'impose avec plus de nécessité que dans l'arthrite aiguë d'origine blennorrhagique. Jusqu'au jour, en effet, où cette immobilisation se trouve pratiquée, que l'on mette ou non en œuvre des moyens médicaux, que l'on fasse ou non usage de sulfate de quinine ou de salicylate de soude, la douleur, le gonflement et l'œdème ne font que s'accroître et la tendance destructive de la maladie se manifeste de plus en plus. Une immobilisation chirurgicale, dans un solide appareil plâtré, a, au contraire, dans tous les cas pour effet immédiat d'enrayer la marche de l'arthrite. Elle supprime la douleur spontanée et permet, par conséquent, le sommeil qui, par l'existence de cette dernière, est ou complètement aboli ou tout au moins profondément troublé. Quant au gonflement et à l'œdème, leur diminution est la règle, mais leur disparition n'est pas toujours aussi rapide. Il est des cas même où elle ne s'obtient que progressivement, d'une manière très lente, et où leur persistance nécessite l'emploi simultané de l'immobilisation et de révulsifs locaux, vésicatoires volants, cautérisation ponctuée. Nous croirions sortir absolument de la question qui nous occupe en indiquant ici les positions variables dans lesquelles devront être immobilisées les différentes jointures, mais il est un point du traitement sur lequel nous croyons devoir nous appesantir en raison de son importance : il a trait à la durée de l'immobilisation. Cette durée, disons-le de suite, varie suivant chaque malade que l'on observe, et c'est du côté de la jointure que l'on doit chercher des renseignements de nature à la limiter. En général, que le gonflement et l'œdème aient ou non complètement disparu, on peut cesser l'immobilisation lorsque les pressions exercées en divers points de l'articulation ont cessé d'être douloureuses.

Dans la majorité des cas, c'est là un signe qui trompe rarement, et les phénomènes que l'on observe à la suite de la mise en liberté du membre sont de nature à apprendre bien vite au chirurgien si ses tentatives de mobilisation ont été trop hâtives.

Quelle que soit la forme d'arthrite à laquelle on ait eu affaire, au moment où le membre est débarrassé de l'appareil qui l'immobilisait, il présente une impotence fonctionnelle à peu près semblable à celle qui caractérisait l'arthrite à son début. Les mouvements spontanés sont à peu près nuls, les mouvements provoqués sont limités dans une étendue notable. Deux cas peuvent alors se présenter : Ou bien les tentatives de mobilisation, pratiquées sagement, ne déterminent que des douleurs passagères ; ou bien, au contraire, les douleurs qui en résultent se prolongent et s'accompagnent du retour du gonflement et de l'œdème. Chez les premiers sujets, l'immobilisation a été suffisante et l'exercice articulaire doit être continué concurremment avec l'électrisation des muscles atrophiés. Chez les autres, l'immobilisation doit être pratiquée de . nouveau, et si plus tard les mêmes manœuvres de mobilisation sont encore mal supportées, elle doit l'être jusqu'à l'établissement définitif d'une ankylose complète qui seule pourra constituer également la guérison dans les cas où l'intervention thérapeutique n'aura pu que tardivement avoir lieu.

OBSERVATIONS

OBSERVATION I

*Arthrite aiguë blennorrhagique de l'articulation métacarpo-phalangienne
du petit doigt. — Immobilisation au quatrième jour. — Guérison complète en un mois.*

(Observation personnelle.)

Wocquet (Zemeline), âgée de 24 ans, domestique, entre le 22 octobre 1880. Salle Sainte-Marthe, n° 34 (service de M. Duplay).

Cette femme, réglée à 13 ans, toujours régulièrement, s'est constamment bien portée. Elle n'a fait d'autre maladie qu'une fièvre typhoïde à l'âge de 18 ans.

Pas de rhumatisme antérieurement. Pas de manifestations rhumatismales dans ses antécédents héréditaires.

Il y a quatre jours, sans qu'elle puisse indiquer à cela une cause quelconque, elle a été prise brusquement pendant la nuit d'une violente douleur au niveau de la racine du petit doigt. Cette douleur le lendemain s'est accompagnée de gonflement.

État à l'entrée. — On constate sur la face dorsale de la main, au niveau du petit doigt et du 5ᵉ métacarpien, l'existence d'une tuméfaction très notable, envahissant un peu du côté de la ligne médiane et se prolongeant sur l'éminence hypothénar. Au niveau de cette tuméfaction, la peau présente une coloration rosée. La pression du doigt détermine les dépressions en godets caractéristiques de l'œdème. Elle ne produit aucune douleur lorsqu'on l'exerce sur le doigt ou sur le corps du métacarpien; mais vient-elle à être pratiquée au niveau de l'articulation métacarpo-phalangienne, elle arrache des cris à la malade. Une douleur semblable est encore produite par les mouvements communiqués. Les mouvements spontanés sont impossibles. Pas de mobilité anormale. Pas de craquements.

L'apparition sans cause d'une arthrite, à symptômes si violents après seulement quatre jours d'existence, fait immédiatement penser à l'existence d'une blennorrhagie, et l'examen local fait constater en effet une vaginite intense avec une goutte de pus verdâtre au niveau du méat urinaire. Le col présente en outre une coloration violacée qui permet de reconnaître, en s'aidant des commémoratifs et de la palpation, une grossesse de trois mois.

Traitement. — Immobilisation dans un plâtre. Tampon d'alun dans le vagin et opiat à l'intérieur.

5 *novembre.* La vaginite et l'urethrite ont considérablement diminué. La douleur au niveau de l'articulation métacarpo-phalangienne a disparu deux jours après l'application de l'appareil.

Le gonflement œdémateux a sensiblement diminué. Encore un peu de douleur à la pression.

18 *novembre.* La malade ne ressent plus aucune douleur spontanée ni provoquée. On enlève l'appareil et on constate une disparition complète de l'œdème et du gonflement. Les mouvements spontanés de l'articulation malade sont un peu paresseux. Les mouvements communiqués sont possibles dans toute leur étendue.

24 *novembre.* Guérison complète. Exeat.

OBSERVATION II

Arthrite aiguë blennorrhagique du poignet droit. — Immobilisation rapide. — Guérison complète en un mois.

(Observation personnelle.)

Deschamps (Émile), tapissier, entre à l'hôpital Lariboisière le 27 avril 1880, salle Saint-Ferdinand, lit n° 18 (service de M. Duplay).

Pas d'antécédents rhumatismaux personnels ou héréditaires. Fracture de l'avant-bras, à l'âge de 13 ans, rapidement et régulièrement consolidée.

Il y a un mois, blennorrhagie ayant présenté une période douloureuse de huit jours de durée et ne s'étant manifestée depuis que par la persistance d'un écoulement purulent peu abondant.

25 *avril.* D..., qui la veille s'était livré à un travail plus fatigant que de coutume, est réveillé subitement au milieu de la nuit

par une douleur extrêmement violente ayant son siège sur les parties latérales du poignet.

Le lendemain, il constate l'existence d'un gonflement, siégeant surtout sur la face dorsale du membre; la douleur persiste et rend impossibles les mouvements de l'articulation radio-carpienne.

Depuis cette époque jusqu'à son entrée à l'hôpital, D... n'a cessé de ressentir cette douleur qui, supportable à certains moments de la journée, acquiert pendant la nuit une intensité telle, que le sommeil est absolument impossible.

État à l'entrée, 28 *avril*. — La région du poignet droit est le siège d'un gonflement qui s'étend à la partie inférieure de l'avant-bras et descend jusqu'au voisinage des articulations métacarpo-phalangiennes. Surtout marqué sur la face dorsale, il existe aussi du côté de la face palmaire et sur les parties latérales, déterminant ainsi une déformation qui rend absolument cylindrique la région de l'articulation radio-carpienne. Au niveau de cette tuméfaction, sur la face dorsale, la peau est d'un rouge uniforme, chaude. Pas de traînées de lymphangite. On peut, par la pression du doigt sur le métacarpe et sur l'extrémité inférieure de l'avant-bras, se rendre compte de la nature de la tuméfaction, qui est en grande partie formée par une infiltration œdémateuse.

Mouvements spontanés. — Lorsque son articulation du poignet est immobilisée, le malade peut sans la moindre douleur étendre et fléchir les doigts sur la main. Il n'éprouve pendant ces mouvements aucune gêne ni sur le métacarpe ni du côté de la gouttière carpienne.

Les mouvements de flexion et d'extension de la main sur l'avant-bras ne sont pas possibles.

La pression du doigt sur l'interligne articulaire détermine une douleur très vive. Cette douleur, très marquée sur la face dorsale et sur la face palmaire, est véritablement atroce et arrache des cris lorsque la pression s'exerce sur les parties latérales de la jointure, sous les apophyses styloïdes du radius et du cubitus. État général bon. Pas d'état fébrile. Le malade n'a pas dormi depuis cinq nuits.

Diagnostic. — Arthrite aiguë blennorrhagique. On immobilise la main et l'avant-bras dans une gouttière plâtrée.

2 *mai*. Depuis l'application de l'appareil, la douleur a complètement disparu. Le malade a dormi ses deux nuits entières.

22 *mai*. Plus de douleurs spontanées ni à la pression sur l'interligne articulaire. On enlève l'appareil.

On constate que l'avant-bras et le poignet ont considérablement diminué de volume. L'œdème a tout à fait disparu et la peau sèche présente de nombreux plis. Les mouvements spontanés sont à peu près impossibles, ce qui doit être rapporté à l'état des muscles de l'avant-bras qui paraissent notablement atrophiés. Les mouvements communiqués sont possibles sans douleurs. Mais la flexion ne peut être exécutée complètement. Pas de craquements. Pas de mouvements anormaux.

Douches de vapeur.

1er *juin.* Amélioration très notable. Les mouvements communiqués s'exécutent avec ampleur. Les mouvements spontanés sont faciles, mais encore un peu limités. Exeat.

OBSERVATION III

Arthrite aiguë blennorrhagique du coude droit. — Immobilisation au quinzième jour. — Guérison rapide et complète.

(Observation personnelle.)

Chabamel (Louis), 24 ans, garçon de café, entre le 10 mai 1880 salle Saint-Ferdinand, n° 18 (service de M. Duplay).

Bonne santé antérieure.

Il y a deux ans, chancre au niveau du frein, non suivi d'accidents secondaires.

Jamais de douleurs articulaires; pas de migraines. Aucun antécédent morbide héréditaire.

Il y a un mois, blennorrhagie, c'était la première, contre laquelle ne fut institué aucun traitement.

Il y a quinze jours, des douleurs vagues se montrèrent dans tous les membres. Elles furent accentuées surtout au niveau des genoux, ne durèrent que deux jours et ne s'accompagnèrent d'aucune modification appréciable des jointures. Pas de gonflement, pas de rougeur de la peau.

Au moment où ces douleurs vagues commencèrent à se calmer, une douleur très vive se fit sentir pendant la nuit au niveau du coude droit. Cette douleur, qui réveilla le malade, empêcha dès son apparition tout mouvement de flexion et d'extension de l'avant-bras sur le bras.

Le matin au réveil, toute la région du coude était le siège d'une tuméfaction énorme qui remontait du côté du bras jusqu'à l'insertion deltoïdienne et qui descendait jusqu'à la main. La peau dans toute l'étendue de la tuméfaction présentait de la rougeur.

Des cataplasmes appliqués sur la région ne calmèrent que peu la douleur, qui était toujours assez vive pour empêcher le sommeil.

État à l'entrée, *le 10 mai*. — La région du coude droit est le siège d'une tuméfaction qui s'étend en haut jusqu'à la partie moyenne du bras et en bas aux deux tiers de l'avant-bras. La peau présente une rougeur phlegmoneuse, surtout marquée en arrière au niveau de l'olécrane. Sur tous les points tuméfiés, la pression du doigt fait reconnaître l'existence d'un œdème dur, très accentué. Pas de fluctuation. Cet œdème est étendu très au delà de la jointure, au niveau de laquelle la palpation fait percevoir un gonflement profond, osseux, probablement épiphysaire.

Au niveau de ce gonflement profond, douleur à la pression, surtout marquée au niveau de l'interligne articulaire, au-dessous des saillies-épicondyliennes et épitrochléennes, de chaque côté de l'olécrane, sur les culs-de-sac sous-tricipitaux.

Les mouvements spontanés sont impossibles. Les mouvements communiqués sont possibles, mais douloureux. La douleur se fait surtout sentir pendant la flexion et l'extension lorsqu'on arrive à un certain degré.

Les mouvements de pronation et de supination sont également très douloureux.

Pas de mouvements de latéralité.

Pas de frottements articulaires.

On applique le jour même un appareil plâtré qui remonte jusqu'à la partie supérieure du bras et descend jusqu'à la main, le membre étant dans la flexion à angle droit et dans une situation intermédiaire à la pronation et à la supination.

12 mai. Depuis l'application de l'appareil, toute douleur a absolument disparu. Le malade a dormi sans rien ressentir du côté du coude.

28 mai. Toujours plus de douleur spontanée. La pression au niveau de l'interligne en détermine encore. La tuméfaction œdémateuse commence à décroître.

15 juin. Le gonflement a considérablement diminué. La pression autour de l'articulation n'est plus douloureuse, mais dénote la persistance d'un certain degré d'œdème. On change l'appareil, qui est devenu trop large.

28 juin. On enlève tout appareil. L'œdème a presque entièrement disparu. Plus de douleurs spontanées ni provoquées par la pression ou les mouvements, qui sont cependant un peu limités encore.

Douches de vapeur. Mobilisation.

2 juillet. Les mouvements communiqués s'exécutent dans toute leur étendue. Les mouvements spontanés sont encore un peu gênés par la paresse musculaire. Le malade peut être considéré comme guéri. — Exeat.

OBSERVATION IV

*Arthrite blennorrhagique sterno-claviculaire. — Immobilisation. —
Guérison.*

(Observation personnelle.)

Veillet (Annette), 23 ans, femme de chambre, entre le 16 janvier 1880, salle Sainte-Marthe, lit n° 11.

Cette malade vient de la salle Sainte-Joséphine, service de M. le docteur Fernet, où elle était entrée le 3 décembre 1879, pour une douleur de la région sternale au niveau de l'extrémité interne de la clavicule gauche, douleur accompagnée de gêne dans les mouvements du bras.

Aucun antécédent scrofuleux ni syphilitique. Pendant son enfance, elle n'a eu que des maladies accidentelles.

Dernièrement elle a été soignée pour une fièvre typhoïde, du 8 août au 8 octobre 1879, à l'hôpital Tenon, service du docteur d'Heilly.

A sa sortie de l'hôpital, elle a passé trois semaines dans une maison de convalescence; le 27 octobre, elle a repris son travail; elle était alors parfaitement rétablie.

Un mois après, vers le 25 décembre, elle fut prise de douleurs dans l'articulation du genou gauche, sans gonflement ni rougeur, mais assez fortes pour rendre la marche impossible pendant deux jours.

En même temps survenait un léger accès de fièvre avec frissons répétés.

Au bout de deux jours les douleurs du genou disparurent complètement, et c'est alors qu'un matin, au réveil, la malade éprouva une gêne dans les mouvements du bras gauche, avec retentissement douloureux du moindre mouvement au niveau de l'extrémité interne de la clavicule correspondante. Elle fut obligée de cesser tout travail et de se coucher, les douleurs étaient tellement vives que les moindres déplacements lui arrachaient des cris. En même temps survenait un gonflement étalé, diffus, au niveau de l'extrémité interne de la clavicule gauche, avec légère rougeur des téguments et douleur vive à la pression.

Le 30 décembre, la malade entre à l'hôpital dans le service de M. Fernet, où pendant plusieurs jours elle prend du salicylate de soude à la dose de 4 grammes sans qu'aucune amélioration se fasse sentir.

État actuel. — On trouve à gauche de l'extrémité supérieure du sternum et empiétant en partie sur cet os une tuméfaction étalée, très peu saillante, présentant une étendue transversale d'environ 6 à 8 centimètres et une surface verticale un peu moindre, limitée exactement en haut par le bord supérieur de la clavicule, en bas par le bord supérieur de la troisième côte gauche, à droite par la partie moyenne du sternum, s'étendant à gauche jusqu'au niveau de l'union du tiers interne et des deux tiers externes de la clavicule. A la périphérie, la tuméfaction se perd insensiblement sur les parties voisines.

Aucun changement de coloration de la peau, si ce n'est une légère teinte rosée à peine perceptible. Aucune varicosité.

Dans toute l'étendue de la tuméfaction, mais surtout au niveau de l'articulation sterno-claviculaire, sensation très nette de fluctuation.

La pression sur les limites extrêmes de la tuméfaction est indolente. Sur la clavicule, aucune douleur, tant qu'on n'est pas arrivé au niveau de l'extrémité interne. En ce point douleur vive, très circonscrite. Si on essaye de limiter exactement la région douloureuse, on voit qu'elle répond à une petite surface de l'étendue d'une pièce de 2 francs, dont le centre n'est autre que l'interligne de l'articulation sterno-claviculaire.

Rien à la pression de la deuxième articulation chondro-sternale, — rien non plus à la troisième côte.

Les mouvements du bras en avant, en arrière et en dedans ne

sont aucunement gênés ni douloureux. Le mouvement d'élévation, au contraire, est empêché et réveille une douleur très vive au niveau du point tuméfié. Ce n'est qu'avec la plus grande difficulté que la malade arrive à porter la main à sa tête.

Amené par la constatation de ces symptômes à examiner les organes génitaux, on note une coloration rouge vif de la vulve, avec un léger écoulement blanchâtre. Au spéculum, on voit la muqueuse du vagin et des culs-de-sac rouge, granuleuse, offrant à sa surface un liquide verdâtre.

La pression sur l'urèthre fait sourdre au niveau du méat une grosse goutte de pus blennorrhagique.

Traitement.—On immobilise solidement le bras gauche et l'épaule dans un appareil silicaté et on applique un vésicatoire sur le point tuméfié.

31 *janvier*. Diminution considérable du gonflement et de l'empâtement depuis plusieurs jours.

La vaginite a disparu presque entièrement. Le doigt pressant sur le canal de l'urèthre ne fait sourdre qu'un peu de muco-pus. Ce résultat est dû au traitement par l'opiat.

5 *février*. Disparition complète du gonflement et de l'empâtement ; il n'existe plus qu'une induration profonde. Plus de douleurs spontanées. On n'en provoque même pas quand on presse sur l'articulation.

7 *février*. Plus d'uréthrite.

21 *février*. On enlève l'appareil. Tous les mouvements de l'épaule étant libres et non douloureux, la vaginite et l'uréthrite étant guéries, la malade quitte l'hôpital.

OBSERVATION V

*Arthrite blennorrhagique de l'articulation radio-carpienne gauche. —
Immobilisation immédiate. — Guérison sans ankylose.*

(Communiquée par le Dr Bouilly.)

La nommée D..., âgée de 44 ans, couturière, entre le 28 juillet 188 0, salle Sainte-Marthe, n° 13, à l'Hôtel-Dieu, service de M. Cusco, remplacé par M. Bouilly.

Cette femme, bien constituée, de bonne apparence, a eu, il y a treize ans, une affection de la hanche droite qui s'est terminée par ankylose de l'articulation après quatre mois de séjour au lit et six de marche avec des béquilles. On ne constate aucune trace d'incision ni de fistules anciennes dans la région de la hanche.

Le 24 juillet, cette malade commença à éprouver des douleurs vagues dans le poignet et la main du côté droit; le lendemain, la douleur et le gonflement se prononçaient dans le poignet gauche, tandis que le côté droit était moins douloureux.

La malade se présente à la consultation de l'hôpital le 28 juillet et est reçue le même jour.

Elle est très abattue, très souffrante, présentant de la fièvre et n'ayant pas eu de repos depuis que le poignet gauche est envahi.

Toute la partie inférieure de l'avant-bras et la face dorsale de la main présentent un gonflement inflammatoire énorme; les téguments de ces régions sont tendus, rouges; le dos de la main est le siège d'une tuméfaction considérable, avec œdème s'étendant jusqu'à la racine des doigts. Le poignet est devenu tout à fait cylindrique; le gonflement est plus notable à la face dorsale et l'œdème s'étend sur l'avant-bras jusqu'à sa moitié supérieure.

La palpation est extrêmement sensible dans tous les points tuméfiés; elle révèle une fausse fluctuation œdémateuse; la douleur est surtout vive dans la région dorsale du poignet. Les mouvements spontanés de la main et des doigts sont tout à fait impossibles; les mouvements provoqués arrachent des cris à la malade, surtout la flexion des doigts qui tiraille les tendons extenseurs. La première impression qui résulte de l'aspect de ce membre est qu'il s'agit d'un véritable phlegmon diffus commençant de la main et de l'avant-bras; la couleur et la tuméfaction des téguments rappellent tout à fait ces angéioleucites phlegmoneuses graves si fréquentes au membre supérieur.

Il n'y a pas d'engorgement ganglionnaire ni épitrochléen ni axillaire.

Les doigts ne sont le siège d'aucune écorchure ni d'aucun phénomène inflammatoire.

Je n'hésite pas à croire d'emblée et d'annoncer qu'il s'agit là d'une synovite blennorrhagique articulaire et périarticulaire (synovite des gaines des extenseurs et radio-carpienne). L'atteinte légère et transitoire du côté opposé et l'aspect même des phénomènes locaux, le souvenir récent de faits analogues, me portent à formuler ce diagnostic.

L'examen de l'urèthre vient immédiatement le confirmer : la

pression du doigt en fait sourdre une grosse goutte de muco-pus verdâtre; le vagin est rouge, enflammé et le siège d'un écoulement abondant.

Le lendemain de son entrée, la malade a le poignet immobilisé dans une gouttière plâtrée étendue depuis le pli de flexion méta-carpo-phalangien jusqu'à la partie supérieure de l'avant-bras. La partie laissée à nu est recouverte d'ouate laudanisée.

L'amélioration fut très rapide au point de vue des douleurs, que l'immobilisation fit presque immédiatement disparaître.

Mais le gonflement de la région radio-carpienne et la sensibilité à la pression au niveau de l'interligne, ainsi que la douleur au niveau des extenseurs par la flexion provoquée des doigts, engagèrent à maintenir la gouttière longtemps en place avec une compression ouatée-silicatée.

Pendant longtemps, en imprimant de légers mouvements de flexion au poignet, on sentait des craquements articulaires, gros, bruyants, comme si les surfaces articulaires étaient érodées.

L'appareil ne fut enlevé qu'au 54e jour.

Le gonflement inflammatoire est tout à fait résolu; la peau est sèche et ridée, les muscles de l'avant-bras sont très atrophiés.

Les mouvements spontanés sont impossibles, les articulations des phalanges ne sont que très peu raides, à cause de la liberté laissée aux doigts dans l'appareil et les mouvements fréquents qui leur ont été imprimés; on peut faire exécuter au poignet des mouvements de flexion et d'extension assez étendus et peu douloureux; mais l'articulation paraît sèche et donne lieu à des frottements marqués.

La région dorsale du poignet présente un gonflement surtout marqué au niveau des extrémités articulaires et dont il est difficile de déterminer la nature. Il est profond, étalé, diffus et semble faire corps avec les surfaces osseuses; il existe non seulement au niveau du radius et du cubitus, mais aussi au niveau du carpe et surtout dans la région du scaphoïde.

La malade part le 5 octobre au Vésinet, avec la recommandation expresse d'imprimer des mouvements à son poignet et à ses doigts et de se faire électriser les muscles de l'avant-bras.

11 novembre. Elle rentre à l'Hôtel-Dieu le 11 novembre pour une chute qu'elle a faite et dans laquelle elle a légèrement contusionné sa hanche droite, autrefois malade et actuellement ankylosée.

L'atrophie des muscles de l'avant-bras et le gonflement dur de la région radio-carpienne persistent au même degré; mais il y a une grande amélioration dans l'étendue des mouvements de flexion et d'extension du poignet, qui déterminent encore des frottements articulaires. — Je conseille de faire électriser régulièrement les muscles de l'avant-bras, que leur atrophie rend incapables de mobiliser l'articulation du poignet, qui reprendra certainement ses fonctions si elle retrouve ses agents moteurs naturels, qui pour ce moment font grand défaut. — État général excellent.

OBSERVATION VI.

Arthrite blennorrhagique de l'articulation radio-carpienne du côté droit. — Guérison.

(Observation communiquée par M. le professeur Duplay.)

Brombal (Ferdinand), âgé de 24 ans, couvreur, entre le 22 septembre 1873, salle Saint-Barnabé, lit n° 1 (service de M. le Dr Duplay), à l'hôpital Saint-Antoine.

Cet homme raconte qu'il y a cinq semaines, se trouvant sur un toit, il a fait une chute et s'est retenu à une lucarne à l'aide de sa main droite. La région du poignet est devenue aussitôt douloureuse, mais il a pu cependant finir sa journée de travail. Le lendemain matin, il a ressenti dans la main et l'avant-bras des douleurs qui, les jours suivants, sont devenues assez intenses pour empêcher le sommeil et qui n'ont pas tardé à s'accompagner d'un gonflement énorme.

Depuis le début des accidents le malade a simplement gardé le repos et mis des cataplasmes. Aujourd'hui le poignet et la main du côté droit sont le siège d'une tuméfaction œdémateuse considérable, également marquée à la face palmaire, à la face dorsale et sur les côtés, tuméfaction qui donne à la région une forme cylindrique. Au niveau des parties tuméfiées la peau est chaude, mais présente sa coloration normale. On y constate par la palpation l'existence d'une fluctuation peu nette, appréciable surtout du côté de la face dorsale et au niveau même de l'interligne articulaire.

Le moindre mouvement communiqué retentit douloureusement dans la jointure ; les mouvements de latéralité sont beaucoup plus prononcés qu'à l'état normal. Ce sont presque des mouvements de translation de la main, ce qui indique un relâchement considérable des ligaments.

Les mouvements spontanés sont absolument nuls.

Au niveau du passage des gaines sur le radius, il n'existe que peu de douleur et les mouvements de flexion complète des doigts sont faciles et non douloureux.

L'intensité des symptômes locaux observés lui faisant douter de la possibilité d'une arthrite traumatique ordinaire, M. Duplay pense immédiatement à l'existence d'une arthropathie blennorrhagique, et l'examen complet du malade permet de reconnaître un écoulement uréthral très accentué dont l'apparition remonte à quatre mois.

Traitement. — Immobilisation à l'aide d'un appareil silicaté fenêtré au niveau du poignet.

1er *octobre.* Dans la nuit qui a suivi l'application de l'appareil, le bras et la main ont très sensiblement diminué de volume. Cette amélioration s'est accentuée les jours suivants et l'appareil se trouve aujourd'hui trop large. On enveloppe complètement le membre dans un appareil ouaté.

15 *octobre.* Le mieux va toujours croissant. — Sous l'appareil qui vient d'être enlevé, on trouve la main revenue à peu près à ses proportions naturelles. Il n'existe plus d'œdème qu'à la face dorsale et encore est-il peu considérable. Les articulations sont un peu raides, mais donnent cependant des mouvements.

5 *novembre.* Le malade part pour Vincennes. Son poignet est bien encore légèrement empâté, mais il n'existe plus aucune espèce de douleur à son niveau.

OBSERVATION VII

Arthrite aiguë blennorrhagique de l'articulation radio-carpienne et radio-cubitale inférieure. — Désorganisation rapide de l'appareil ligamenteux. — Immobilisation tardive. — Guérison sans ankylose.

(Observation personnelle.)

Selle (Alexandre), âgé de 56 ans, marchand de vins, entre le 25 août 1880, salle Saint-Ferdinand, n° 30 (service de M. Duplay).

Ce malade a eu dans sa jeunesse plusieurs attaques de rhumatisme; la dernière, il y a quatre ans, a duré deux mois, pendant lesquels il a été soigné à la maison de santé. Pas d'écoulement uréthral à cette époque. Il y a trente-trois ans, chaude-pisse non suivie de douleurs articulaires.

Le 20 juillet, huit ou dix jours après un coït suspect, S... a ressenti de légères douleurs au niveau du frein, sans grands picotements en urinant.

Le 23, apparut au niveau des talons une douleur très vive, et deux jours après des douleurs vagues dans les genoux et les épaules assez violentes pour nécessiter l'entrée à l'hôpital (maison de santé Dubois).

Le 28 juillet, les douleurs qui existaient les jours précédents avaient entièrement disparu, mais le poignet gauche était à son tour douloureux et tuméfié. L'enveloppement dans l'ouate sans immobilisation et l'administration du salicylate de soude ne produisirent aucune amélioration jusqu'au 25 août, date à laquelle le malade passa de la maison Dubois à l'hôpital Lariboisière.

État des organes génitaux, *25 août*. — On constate l'existence d'un phimosis pathologique. L'extrémité de la verge est augmentée de volume, en massue, et le prépuce qui la recouvre est œdématié, rouge et douloureux. La pression exercée au niveau du frein fait percevoir l'existence d'une induration tout à fait caractéristique. On arrive avec de grandes précautions à découvrir les lèvres du méat, qui sont rouges, tuméfiées, et on en voit sourdre une certaine quantité de pus verdâtre. Pas de douleurs en urinant.

État de l'articulation. — L'articulation du poignet gauche nous présente à leur plus haut degré de développement les lésions de l'arthrite blennorrhagique. Depuis le début de la maladie, cette articulation n'a pas cessé un seul instant d'être douloureuse spontanément, et le malade ne peut encore dormir tranquillement aujourd'hui. Les pressions au niveau de l'interligne articulaire produisent des exacerbations, des manifestations douloureuses que mettent aussi en évidence les mouvements communiqués. Toute la région du poignet est le siège d'une tuméfaction considérable. Son diamètre antéro-postérieur en est très notablement augmenté, et cette tuméfaction, constituée par un œdème assez dépressible, s'étend sur la main jusqu'au milieu du métacarpe, sur l'avant-bras jusqu'au voisinage du coude. C'est sur la face dorsale qu'elle se trouve nettement accentuée.

Les mouvements de flexion ou d'extension communiqués aux doigts dans le but de rechercher si les gaines synoviales participent à la maladie, ne déterminent aucune douleur.

Les mouvements spontanés de l'articulation radio-carpienne sont nuls. Pendant les mouvements de flexion et d'extension communiqués, on perçoit des craquements évidemment articulaires.

En exerçant des pressions sur la tête du cubitus, qui fait saillie au niveau de la face dorsale, on la déprime comme une touche de piano et on perçoit pendant ce mouvement de gros frottements cartilagineux. L'articulation radio-cubitale inférieure paraît atteinte à un haut degré, et son appareil ligamenteux en grande partie désorganisé.

État général assez bon. Le malade est fatigué par la douleur et l'insomnie.

Traitement. — On applique immédiatement une gouttière plâtrée descendant jusqu'aux articulations métacarpo-phalangiennes et remontant au niveau du coude. Cette gouttière enveloppe le membre dans les deux tiers de sa circonférence.

10 *septembre.* Depuis le jour de l'application de l'appareil le malade n'a plus éprouvé de douleurs, et a pu dormir ses nuits entières. Le gonflement de la face dorsale du poignet a presque entièment disparu sur le métacarpe et l'avant-bras. Il persiste encore, quoique moins accentué, au niveau de l'interligne articulaire. La pression, à ce niveau, est encore un peu douloureuse. Sous l'influence d'injections intra-préputiales de nitrate d'argent, le phimosis a diminué et il n'existe plus aujourd'hui d'écoulement uréthral.

15 *octobre.* Toute trace de gonflement et d'œdème a disparu. On enlève l'appareil, la peau est sèche, ridée. Les pressions et les mouvements ne causent plus de douleurs. Les mouvements de flexion et d'extension de l'articulation radio-carpienne sont assez étendus, mais pas complets. Le cubitus joue encore un peu à frottement sur le radius.

Depuis deux jours, apparition d'une roséole syphilitique.

20 *octobre.* Les mouvements du poignet sont revenus presque en totalité sous l'influence des douches et du massage. Le cubitus est aujourd'hui complètement immobile, mais les mouvements de pronation sont sensiblement diminués. Le malade part pour Vincennes.

OBSERVATION VIII

*Arthrite aiguë blennorrhagique du genou gauche. — Immobilisation.
— Amélioration rapide.*

(Observation personnelle.)

Gateau (Louise), 18 ans, blanchisseuse, entre le 28 mars 1880 à l'hôpital Lariboisière, salle Sainte-Marthe, n° 26 (service de M. Duplay).

Bonne santé antérieure. Pas de rhumatismes dans ses antécédents personnels ou héréditaires. Pas de grossesse. Menstruation normale.

Il y a un mois, G... a remarqué que pour la première fois elle perdait en blanc. Ces pertes peu abondantes disparurent au bout de vingt jours environ, sans qu'aucun traitement eût été employé. A aucun moment elles ne furent accompagnées de douleurs en urinant.

Il y a quinze jours environ, à la suite d'une chute assez légère, une douleur subite apparut dans le genou gauche et s'accompagna presque aussitôt de gonflement très marqué. La douleur, qui avait surtout son siège au niveau du jarret, était assez violente pour empêcher le sommeil et ne permettait la marche que difficilement, sur la pointe du pied. Elle a persisté malgré l'application de deux vésicatoires.

État à l'entrée, 29 *mars* 1880. — Le genou gauche est le siège d'une tuméfaction considérable, accentuée surtout dans la partie supérieure qui correspond au cul-de-sac sous-tricipital de la synoviale. La peau présente une coloration brunâtre en raison des vésicatoires qui ont été appliqués à ce niveau. La main posée à plat sur l'articulation perçoit une sensation de chaleur très appréciable. La palpation la plus légère détermine des douleurs extrêmement violentes. Une douleur spontanée existe continuellement et empêche tout sommeil depuis le début des accidents.

Pas de mouvement de latéralité.

En cherchant à se rendre compte de la cause de la tuméfaction, on constate qu'il existe très peu de liquide dans l'articulation du genou. — Pas de choc rotulien. Partout le gonflement est dû à une infiltration œdémateuse qui, accentuée surtout au niveau du cul-de-sac supérieur de la synoviale, donne une sensation de fausse fluctuation.

Examen des organes génitaux. — La vulve paraît saine. Peu ou pas de rougeur. L'introduction du doigt dans le vagin est douloureuse.

L'examen au spéculum fait découvrir dans les culs-de-sac une notable quantité de pus couleur pistache caractéristique. Rien à l'urèthre.

Diagnostic. — Arthrite aiguë blennorrhagique.

On applique un solide appareil plâtré, commençant au pied et remontant jusqu'à la racine de la cuisse.

2 *avril.* Depuis l'application de l'appareil, il ne s'est produit que peu de modifications dans le gonflement de l'articulation du genou, mais la douleur a complètement disparu et la malade dort très tranquillement, ce qu'elle n'avait pu faire depuis le début de son affection.

10 *mai.* La douleur spontanée n'a pas reparu. La pression sur tous les points découverts de l'articulation est absolument indolente. On enlève l'appareil et on constate qu'un état œdémateux léger persiste encore très nettement, surtout au niveau du cul-de-sac supérieur de la synoviale. Pas trace d'épanchement articulaire. Légère douleur lorsqu'on essaye de pratiquer des mouvements de flexion.

On enveloppe le membre inférieur dans un appareil silicaté. La malade part pour le Vésinet.

Elle n'a pas été revue.

OBSERVATION IX

Arthrite aiguë blennorrhagique du poignet gauche, chez une femme enceinte. — Immobilisation rapide. — Guérison.

(Observation communiquée par M. le professeur Duplay.)

Collet (Marie), âgée de 28 ans, blanchisseuse, entre à l'hôpital Saint-Louis, salle Sainte-Marthe, n° 71, le 4 mai 1878 (service de M. Duplay).

Cette femme a déjà eu quatre enfants. Sa santé est généralement bonne. Elle n'a pas eu de douleurs rhumatismales antérieurement. Elle est enceinte de quatre mois.

Il y a vingt jours environ, elle a été prise, à la suite d'une grande fatigue, mais sans avoir pris froid, de douleurs dans les articulations tibio-tarsiennes, et dans les genoux.

Deux jours après, elle a été réveillée dans la nuit par une douleur extrêmement violente ayant son siège au niveau du poignet et de la main gauche. Cette douleur n'a pas tardé à s'accompagner d'un gonflement qui a persisté malgré l'application de trois vésicatoires.

État à l'entrée, 4 *mai*. — La région du poignet gauche est le siège d'une déformation très apparente.

Elle a une forme cylindrique. La main est déviée du côté du radius. La tête du cubitus fait une saillie notable du côté de la face dorsale. De ce côté surtout, existe un gonflement considérable qui envahit l'avant-bras ainsi que le métacarpe, et qui est constitué surtout par une infiltration œdémateuse des tissus périarticulaires. Pas de changement appréciable dans la coloration de la peau, à laquelle les vésicatoires ont communiqué cependant une teinte brune, très foncée. La pression est très douloureuse au niveau des articulations radio-carpienne, carpo-carpienne et carpo-métacarpienne. Les moindres mouvements communiqués sont douloureux. On ne perçoit ni crépitation ni frottement. Les douleurs spontanées sont toujours très violentes.

L'état général est bon. — Pas de fièvre.

L'examen au spéculum permet de constater une coloration grisâtre ardoisée du vagin, caractéristique de la grossesse, mais en dehors de cela il existe aussi une vaginite se prolongeant vers le col.

On applique un appareil plâtré.

10 mai. Le gonflement a déjà beaucoup diminué. — L'arthrite paraît marcher rapidement vers la résolution. La douleur spontanée a complètement disparu.

15 mai. La malade quitte l'hôpital avec son appareil. L'amélioration est très marquée.

8 juin. On revoit la malade et on constate que le poignet est à peu près complètement guéri. Le gonflement et la douleur ont absolument disparu. Les mouvements sont possibles, mais encore pénibles.

La vaginite persiste et on trouve encore une goutte à l'orifice de l'urèthre.

OBSERVATION X

Arthrite aiguë blennorrhagique de l'articulation médio-tarsienne.
— Immobilisation. — Guérison.

(Observation communiquée par notre collègue et ami Mathieu.)

La nommée Favre, âgée de 27 ans, journalière, entre le 11 janvier 1881 à l'hôpital Lariboisière, salle Sainte-Marie, lit n° 5 (service de M. le Dr Proust).

Cette femme a eu un enfant il y a cinq ans, et elle est, depuis cette époque, sujette à des métrorrhagies. Il y a trois semaines, ayant ses règles, elle prit froid, vit ses règles se suspendre et éprouva pendant trois ou quatre jours des douleurs vagues dans les épaules et dans les genoux.

Depuis quinze jours, les douleurs, assez violentes pour empêcher le sommeil, se sont fixées au niveau du pied.

Etat à l'entrée, 11 *janvier*. — Gonflement du dos du pied, commençant au-devant de l'articulation tibio-tarsienne, pour se poursuivre jusqu'à la racine des orteils, présentant son maximum au niveau de la partie moyenne de la région.

Œdème résistant en ce dernier point, dépressible, au contraire, au sommet du gonflement, et gardant facilement l'empreinte du doigt en dehors et surtout en dedans, au-dessous de la malléole interne. Coloration rouge livide de la peau.

Pas de douleurs au niveau des ligaments latéraux de l'articulation tibio-tarsienne. Pas de douleurs non plus sur les articulations métatarso-phalangiennes.

Douleur très vive suivant la ligne de l'articulation médio-tarsienne. Points douloureux maxima sur ce trajet à la partie interne et à la partie externe.

Les mouvements du pied sur la jambe sont absolument libres. Il en est de même des mouvements des doigts.

On détermine au contraire une douleur très vive, en saisissant à pleine main les métatarsiens et en cherchant à leur imprimer un mouvement de torsion.

Écoulement vaginal purulent. — Goutte caractéristique dans l'urèthre.

Immobilisation dans un appareil plâtré.

A la suite de ce traitement, la douleur a immédiatement disparu, mais le gonflement n'a que lentement diminué, et ce n'est qu'après deux mois qu'on n'observa plus trace d'œdème ni de douleur.

OBSERVATION XI

Arthrite aiguë blennorrhagique du coude gauche. — Guérison.

(Observation communiquée par notre collègue et ami Mathieu.)

Cannot (Annette), âgée de 44 ans, domestique, entre le 30 septembre 1880 à l'Hôtel-Dieu, salle Sainte-Marthe, lit n° 17 (service de M. Bouilly).

Bonne santé habituelle. Pas de parents atteints de rhumatismes.

Cette femme, il y a trois semaines, après un refroidissement (elle dit avoir été mouillée dans la cour de la maison qu'elle habite aux Batignolles), a été prise de douleurs qui se sont manifestées d'abord dans les genoux, les épaules, les poignets, et se sont enfin fixées au niveau de la partie postérieure et supérieure de l'avant-bras gauche. Une tuméfaction considérable suivit de près l'apparition des phénomènes douloureux, et bientôt tout l'avant-bras fut le siège d'un œdème qui gagna la face dorsale de la main, et remonta du côté du coude, jusqu'à la moitié de l'humérus.

Ces renseignements ont été fournis par le médecin qui vit la malade en ville, et qui, très embarrassé au sujet du diagnostic, avait pratiqué deux incisions exploratrices, sans obtenir d'autre résultat qu'une diminution légère de la douleur.

État à l'entrée, 30 *septembre.* — Gonflement considérable occupant le coude, l'avant-bras et le bras. Œdème dépressible surtout du côté de la face dorsale du membre. Aspect d'un phlegmon diffus au moment où se collecte le pus.

Par la palpation, pas de vraie fluctuation.

Le maximum de la douleur est au niveau de l'articulation du coude, et l'on arrache des cris à la malade, par les mouvements communiqués à l'articulation. Fièvre vive. Accès fébriles revenant le soir. Sueurs. — Température : 40°.

Pertes leucorrhéiques. — Gouttelette blanchâtre dans le canal de l'urèthre.

On enveloppe le membre dans l'ouate laudanisée.

4 octobre. Le gonflement et l'œdème ont un peu diminué. Les douleurs au niveau du coude, provoquées par les mouvements et la pression, persistent encore.

3 novembre. Diminution du volume du membre de la moitié environ. Il n'y a plus d'infiltration œdémateuse. Gonflement évident des extrémités osseuses, et surtout des extrémités du cubitus et du radius.

État général bien meilleur. — Plus de fièvre.

30 novembre. Le membre avait été placé dans un appareil plâtré depuis vingt-trois jours. Au moment où on enlève cet appareil, on note une diminution de nouveau très sensible des parties molles au voisinage du coude. — Atrophie marquée des muscles de l'avantbras. La peau est sèche, rugueuse, avec plaques épidermiques. Gonflement évident des os qui contribuent à former l'articulation du coude, et en particulier des extrémités supérieures des os de l'avantbras, surtout du cubitus.

Les mouvements du coude sont possibles, mais un peu limités. — Exeat.

OBSERVATION XII

Arthrite aiguë blennorrhagique du poignet droit. — Immobilisation. — Guérison.

(Communiquée par notre collègue et ami Mathieu.)

Laty (Georges), âgé de 20 ans, bijoutier, entre le 29 mars 1881, à l'hôpital Lariboisière, salle Saint-Charles, n° 33 *bis* (service de M. Proust).

Santé toujours excellente. Aucun antécédent rhumatismal héréditaire ni personnel.

Il y a treize ou quinze jours, à la suite d'une fatigue, L... a été pris de douleurs dans les genoux, les coudes, sans que les articulations douloureuses aient présenté ni gonflement ni rougeur. Après quarante-huit heures, une douleur très vive s'est montrée au niveau du poignet droit, qui s'est aussitôt tuméfié.

État à l'entrée. — Le poignet est le siège de douleurs spontanées très violentes. Il est, par la contracture musculaire, immobilisé dans la rectitude. Il présente une forme cylindrique, qui est évidemment due au gonflement qui siège à son niveau. Ce gonflement se trouve partout, sur les côtés et sur la face palmaire, mais il est accentué principalement sur le dos de la main. Il s'étend à quatre travers de doigt au-dessus de l'interligne articulaire, et descend jusqu'aux articulations métacarpo-phalangiennes. Partout il est constitué par un œdème mou, qui donne sur le métacarpe une sensation nette de fluctuation.

La pression sur l'interligne radio-carpien détermine de la douleur, mais celle-ci est plus accentuée encore au niveau des extrémités osseuses des épiphyses, qui sont manifestement augmentées de volume.

Les mouvements de flexion et d'extension sont impossibles spontanément. Ceux que l'on communique sont très douloureux.

État général bon. — Pas d'état fébrile.

Chaude-pisse passée inaperçue. Écoulement purulent peu abondant. Chancre mou sur le frein et au pourtour du gland.

Diagnostic. — Arthrite blennorrhagique.

On applique un appareil plâtré, qui est laissé en place pendant six semaines.

La douleur a tout à fait disparu depuis le début de l'immobilisation. Le gonflement et l'œdème n'existent plus qu'à un degré à peine sensible. Les mouvements sont limités, mais cependant possibles.

OBSERVATION XIII

Arthrite aiguë blennorrhagique de l'articulation radio-carpienne et radio-cubitale inférieure. — Destruction des cartilages et de l'appareil ligamenteux. — Immobilisation tardive. — Guérison avec raideur longtemps persistante.

(Observation personnelle.)

Briand (Jules), 22 ans, épicier, vient le 10 août à la consultation de l'hôpital Lariboisière.

Depuis deux mois, il est atteint d'une chaude-pisse contre laquelle

il n'a suivi aucun traitement régulier. Il ne présente dans ses antécédents héréditaires ou personnels aucune manifestation de la diathèse rhumatismale.

Il y a un mois, il fit une chute sur la paume de la main gauche et
n'éprouva sur le moment qu'une douleur très peu marquée.

Pendant la nuit, il fut réveillé par des souffrances horribles, qui
avaient pour siège son articulation radio-carpienne du côté gauche
et qui s'accompagnèrent le jour même de gonflement.

Un traitement local (application de cataplasme) fut mis en œuvre
sans immobilisation. Aucune amélioration ne fut obtenue. La douleur persista surtout accentuée pendant la nuit. Le gonflement ne fit
que s'accroître.

Etat actuel, 10 *août*. — La région du poignet gauche est le siège
d'une tuméfaction considérable, surtout marquée sur la face dorsale,
envahissant la région métacarpienne et l'avant-bras. Le poignet a
une forme cylindrique, et est immobilisé par la contracture musculaire dans une extension légère. La peau est rosée, chaude. La pression, en tous les points de la tuméfaction, rend compte de sa nature
œdémateuse. Pratiquée sur l'interligne articulaire, elle détermine
une douleur extrêmement violente, que réveillent aussi les mouvements communiqués. Sur la face dorsale du poignet, la tête du
cubitus fait une saillie très notable, que l'on peut faire de haut en
bas basculer comme une touche de piano. On perçoit, pendant l'exé-
cution de ces mouvements anormaux, une crépitation cartilagineuse
très nette.

Diagnostic. — Arthrite aiguë blennorrhagique de l'articulation du
poignet. Destruction de l'appareil ligamenteux de l'articulation
radio-cubitale inférieure.

On immobilise la main et l'avant-bras dans une gouttière plâtrée.

18 *août*. Pas de douleurs depuis l'application de l'appareil. Le
gonflement commence à diminuer. L'articulation est encore sensible
à la pression.

15 *septembre*. Il ne reste plus que des traces de la tuméfaction
œdémateuse. Les pressions sur l'interligne ne sont plus douloureuses. Les mouvements de flexion et d'extension de la main sur l'avant-
bras sont très limités. La saillie de la tête cubitale persiste, mais sa
mobilité est moins grande. Nouvel appareil.

12 *octobre*. L'articulation radio-carpienne a son volume et son
aspect normal. Les mouvements spontanés y sont encore impossibles, non qu'ils déterminent la douleur, mais par suite de l'atrophie

assez notable des masses musculaires de l'avant-bras. Les mouvements communiqués de flexion ou d'extension sont encore très limités. Les mouvements de pronation et de supination sont impossibles.

Douches, massage. Mobilisation progressive. Électrisation.

2 *novembre.* Quelques mouvements spontanés s'exécutent. Les mouvements communiqués sont plus étendus. L'articulation est encore dans un état de raideur très marqué.

4 *décembre.* La guérison peut être considérée comme obtenue. Les mouvements de pronation et de supination restent seuls impossibles, ce qui tient sans aucun doute à l'ankylose de l'articulation radio-cubitale inférieure.

OBSERVATION XIV

Arthrite aiguë blennorrhagique du poignet gauche. — Immobilisation. — Guérison avec raideur persistante.

(Observation personnelle.)

Malbouille (Zoé), âgée de 20 ans, cuisinière, entre le 2 juillet 1880, salle Sainte-Marthe, lit n° 25, à l'hôpital Lariboisière (service de M. Duplay).

Bonne santé antérieure. Pas d'antécédents rhumatismaux héréditaires ni personnels. Variole il y a un mois et demi, guérie sans complication.

Depuis quatre ou cinq jours, écoulement blanc, tachant et empesant le linge, non accompagné de douleurs pendant la miction.

Il y a deux jours, subitement, douleur aiguë du niveau du poignet gauche, d'abord légère et ne survenant que pendant les mouvements, mais rapidement croissante et continue, empêchant le sommeil.

Depuis hier, apparition d'un gonflement notable au niveau de la région douloureuse.

État à l'entrée, 2 *juillet*. — La région du poignet est le siège d'une tuméfaction qui a son maximum au niveau de l'interligne articulaire, mais qui s'étend jusque sur le métacarpe et la moitié inférieure de l'avant-bras.

Peu marquée sur la face palmaire, cette tuméfaction est surtout accentuée du côté de la face dorsale, où elle est constituée par un œdème mou, très dépressible.

La pression est douloureuse au niveau de la jointure, sous les apophyses styloïdes. Elle ne détermine aucune douleur lorsqu'elle s'exerce sur le métacarpe.

Les mouvements spontanés sont absolument impossibles.

Les mouvements provoqués des doigts ne sont pas douloureux, ceux de l'articulation radio-carpienne le sont au contraire beaucoup. Gros frottements cartilagineux. Quelques mouvements de latéralité.

État général bon. — Pas de fièvre.

Écoulement vaginal abondant. Goutte caractéristique dans l'urèthre.

On place le membre dans une gouttière plâtrée qui l'immobilise complètement.

4 juillet. Les douleurs ont notablement diminué sans avoir complètement disparu. La malade a dormi la moitié de la nuit, ce qu'elle n'avait pu faire depuis le début de sa maladie.

7 juillet. Quelques douleurs persistent encore dans l'articulation radio-carpienne. Sans être aussi violentes qu'au début, elles ont encore cette nuit empêché le sommeil.

L'appareil plâtré est desserré et on excerce à l'aide de l'ouate et d'une bande simple une légère compression.

10 juillet. Depuis que l'appareil a été arrangé, l'amélioration est très accusée. Plus de douleurs spontanées. Douleur à la pression bien moins développée. L'œdème persiste sur le dos de la main.

15 août. On enlève l'appareil. L'avant-bras et la main sont amaigris, diminués de volume. Plus de douleurs spontanées ou à la pression. L'articulation radio-carpienne fixée dans la rectitude est le siège d'une raideur que l'on n'arrive que difficilement à vaincre.

Douches. — Massage.

15 septembre. Depuis plus de quinze jours, on n'obtient plus aucune amélioration. Les mouvements spontanés du poignet sont possibles, mais peu étendus. Les mouvements communiqués sont eux-mêmes limités par une résistance insurmontable.

OBSERVATION XV

Arthrite aiguë blennorrhagique du coude droit. — Immobilisation au vingtième jour. — Guérison avec raideur persistante.

(Communiquée par M. le professeur S. Duplay.)

Corné (Julie), âgée de 17 ans, domestique, entre le 24 juin 1876, à l'hôpital Saint-Louis, salle Sainte-Marthe, n° 64 (service de M. Duplay).

Bonne santé habituelle. Quelques antécédents strumeux, entre autres une ophthalmie n'ayant laissé aucune trace. Jamais de rhumatisme.

Il y a vingt-deux jours, sans cause appréciable, sans refroidissement préalable, J... a été prise d'une angine qui a disparu dans l'espace de quatre jours. Cette angine avait disparu seulement depuis deux ou trois jours, lorsqu'à la suite d'un exercice un peu fatigant, survint du côté du coude droit une douleur violente et un gonflement notable. Une application de baume tranquille, puis d'un vésicatoire, n'ayant produit aucune amélioration, la malade se décide à entrer à l'hôpital.

État actuel. — Gonflement considérable du coude. Œdème avec empâtement, remontant jusqu'à la moitié du bras et descendant jusque sur la main.

Le gonflement de la main est très marqué, mais l'articulation radio-carpienne est absolument indemne.

Le gonflement du coude est surtout constitué par un œdème dur, douloureux, existant au niveau de l'interligne articulaire et s'étendant à trois travers de doigt du côté de l'humérus et du côté des os de l'avant-bras. Il existe à peine un peu d'épanchement dans l'articulation. Le coude est dans la flexion à angle droit. L'avant-bras est dans une position intermédiaire à la pronation et à la supination.

Mouvements spontanés impassibles. Le moindre mouvement communiqué d'extension ou de flexion, de pronation ou de supination, développe des douleurs très vives. Quelques mouvements de latéralité, accompagnés de légers frottements cartilagineux lorsqu'on fixe solidement l'humérus. Très légère élévation de la température locale.

La malade n'a pas d'appétit, la langue est un peu jaunâtre, constipation. *Insomnie depuis plusieurs nuits à cause de la douleur.*

Réglée depuis l'âge de 10 ans, sans arrêt ni troubles, pas de fausse couche, a eu ses règles il y a vingt jours.

La jeune malade, dont l'hymen a disparu, n'avait pas connaissance d'un écoulement vaginal qui apparaît à la vulve, avant tout examen, enduit tout le conduit vaginal et se retrouve à l'orifice utérin. Cet enduit est blanc crémeux, bien lié, n'ayant aucun caractère de mucus normal. Il n'existe pas trace d'écoulement par l'urèthre au moment de l'examen au spéculum.

Diagnostic. — Arthrite blennorrhagique.

On immobilise le membre dans un appareil plâtré.

27 *juin.* Depuis l'application de l'appareil, la douleur a disparu; la malade dort sans souffrir. Pas de phénomènes généraux. Bon appétit. Pas de fièvre.

15 *juillet.* La malade n'éprouve plus de douleur spontanée, ni douleur à la pression. On enlève l'appareil. La tuméfaction n'a pas entièrement disparu. Les mouvements provoqués sont un peu douloureux, très limités, et s'accompagnent de craquements.

5 *septembre.* Tout gonflement a disparu du côté de la main et du coude. Les mouvements de la main et du poignet sont absolument normaux. Il n'existe plus le moindre empâtement dans les parties superficielles, mais à la partie interne de l'articulation huméro-radio-cubitale on sent encore une induration profonde, peu épaisse, appliquée contre les ligaments et les os.

Les mouvements provoqués de flexion et d'extension, de pronation et de supination, sont peu étendus. Lorsqu'on veut étendre ces mouvements, on se sent arrêté par une très grande résistance.

La santé générale est parfaite. La malade est réglée et n'a plus d'écoulement.

La malade est chloroformée. On cherche à mobiliser l'articulation dans tous les sens, mais sans pouvoir obtenir ni l'extension ni la flexion complète. Pas de frottements osseux.

6 *octobre.* Le massage, les douches, la mobilisation progressive ne permettent plus aucune amélioration. La malade sort avec un coude non douloureux, mais dont les mouvements, quoique possibles dans une notable étendue, sont cependant limités.

OBSERVATION XVI

Arthrite blennorrhagique de l'articulation phalango-phalanginienne du médius gauche. — Immobilisation après trois semaines. — Guérison avec ankylose.

(Observation communiquée par M. le professeur Duplay.)

Sch... (Charles), âgé de 24 ans, employé de commerce, entre, le 17 avril 1878, salle Saint-Augustin, n° 31 (service de M. le docteur Duplay).

Il y a vingt et un jours environ, cet homme ressentit, dans le membre supérieur droit, puis le lendemain dans le gauche, de légères douleurs, n'ayant aucune situation précise et ne s'accompagnant ni de gonflement ni de rougeur.

Il y a dix-neuf jours, il éprouva, au niveau de l'articulation phalango-phalanginienne du médius gauche, une douleur assez vive qui, deux jours plus tard, fut suivie de l'apparition d'un gonflement notable au niveau même de la jointure. Un médecin consulté prescrivit des cataplasmes, et aucun autre traitement ne fut fait depuis cette époque malgré une aggravation sensible dans les symptômes.

Etat à l'entrée, 19 *avril*. — L'articulation phalango-phalanginienne du médius gauche est le siège d'une tuméfaction œdémateuse considérable. Cette tuméfaction s'étend au-dessus et au-dessous de la jointure, mais est surtout marquée sur le trajet même de l'interligne articulaire, beaucoup plus accentuée sur la face dorsale que du côté de la face palmaire, dont les plis cutanés sont visibles.

La peau est rouge au niveau des parties tuméfiées. Les mouvements spontanés sont rendus impossibles par la douleur qu'ils provoquent. La pression au niveau de l'interligne est très pénible, tandis qu'au-dessus et au-dessous elle est assez bien supportée. Les mouvements communiqués sont douloureux, mais moins que la pression. Il est possible de faire exécuter à la jointure des mouvements de latéralité très marqués, et on entend de gros craquements pendant la production de ces mouvements.

En présence de désordres aussi accentués, survenus rapidement et sans cause apparente, M. Duplay pense à la possibilité d'une arthrite blennorrhagique, et la constatation d'un écoulement blanc verdâtre par l'urèthre, écoulement dont le début remonte à six semaines, confirme pleinement ce diagnostic.

Traitement. — Immobilisation par une attelle plâtrée du doigt malade et des deux doigts voisins.

22 *avril.* Une immobilité complète n'ayant pas été obtenue, on enlève le premier appareil et on applique une attelle prenant seulement le doigt malade. Une seconde attelle comprend à la fois, dans son épaisseur, le premier appareil et les deux doigts voisins, et une immobilisation aussi complète que possible est ainsi obtenue.

30 *avril.* Amélioration des plus manifestes. Le gonflement et la douleur ont beaucoup diminué. La pression au niveau de l'interligne articulaire détermine toujours un peu de douleur. Le malade quitte la salle, gardant son appareil.

20 *mai.* Le malade est revu. On enlève l'appareil, la douleur et le gonflement ayant disparu. L'articulation est absolument immobilisée et des tentatives réitérées de mobilisation sont absolument incapables de détruire cette ankylose.

OBSERVATION XVII

Arthrite aiguë blennorrhagique de l'articulation phalango-phalanginienne du médius gauche. — Ankylose.

(Observation communiquée par notre collègue et ami Delpeuch.)

Eugénie R..., lingère, âgée de 19 ans, se présente, le 21 juin, à la consultation de l'hôpital Lariboisière (service de M.Léon Labbé).

Douleurs vives, élancements dans le médius gauche, depuis cinq ou six jours. Impossibilité de fléchir le doigt.

Gonflement assez considérable occupant surtout la première phalange et une partie de la seconde. Rougeur intense non limitée,

Gonflement et œdème peu marqués du dos de la main. La malade avait appliqué des cataplasmes et de l'onguent napolitain.

Pas de traînées de lymphangite, pas de ganglions dans l'aisselle. Pas d'écorchure au doigt. On songe à une arthrite blennorrhagique, mais les cris et l'indocilité de la malade, qui est franchement hystérique, empêchent un examen minutieux de la partie atteinte. De plus, elle nie absolument tout symptôme de blennorrhagie.

Elle revient le 25. L'état est à peu près le même. Œdème au niveau de la première phalange du médius, mais pas de fluctuation. En raison de l'état nerveux de la malade, on ne peut localiser la douleur. On pratique une étroite ponction au niveau de la première phalange, au voisinage de son articulation avec la phalangine ; il ne sort que du sang et le stylet arrive sur un os dénudé.

On ordonne à la malade, malgré ses protestations énergiques, un traitement antiblennorrhagique.

Deux jours après, le 27, le gonflement et la rougeur sont moins considérables. Les douleurs sont aussi vives.

Elle avoue enfin que, depuis environ un mois, elle a un écoulement vaginal abondant et que, depuis quelques jours surtout, elle souffre en urinant.

Elle n'a jamais eu auparavant de douleurs dans aucune jointure, ni aucun antécédent rhumatismal. Actuellement, l'articulation de la première phalange du médius est la seule prise. Pas de réaction.

1er *juillet*. L'inflammation locale a beaucoup diminué. La déformation persiste. Les douleurs sont moins vives et permettent de faire exécuter quelques mouvements à l'articulation ; on perçoit des frottements manifestes dans les mouvements anormaux de translation.

Immobilisation sur une palette.

10 *août*. Depuis une quinzaine, la malade ne porte plus d'appareil. Son articulation phalango-phalanginienne ne jouit d'aucun mouvement spontané ni provoqué.

OBSERVATION XVIII

Arthrite blennorrhagique de l'articulation phalango-phalanginienne du médius gauche. — Guérison avec raideur persistante.

(Observation communiquée par notre ami X. Arnozan.)

Augustine L..., plumassière, âgée de 20 ans, entre, le 9 juillet 1878, à l'hôpital Saint-Louis, salle Saint-Thomas, lit n° 43 (service de M. Besnier).

Jeune fille bien réglée, a été, paraît-il, anémique, n'a jamais eu, jusqu'à présent, de rhumatisme. Pas de rhumatisme dans sa famille. Père mort asthmatique.

Pertes blanc jaunâtre depuis trois semaines, assez abondantes pour faire de larges tâches empesées sur la chemise, sans aucune douleur ni cuisson au moment de la miction.

Sept ou huit jours après, douleur et gonflement d'abord dans l'articulation titio-tarsienne droite, puis dans le genou droit, puis dans les articulations de quelques phalanges. En envahissant de nouvelles jointures, les lésions abandonnaient aussitôt les jointures d'abord occupées.

11 juillet. Actuellement, douleur et gonflement œdémateux de l'articulation phalango-phalanginienne du médius gauche. Peau d'un rouge vineux. Articulation spontanément en demi-flexion. Mouvements spontanés, nuls ; provoqués, douloureux. Quelques mouvements de latéralité. Œdème et rougeur au petit doigt de la main droite, plutôt périarticulaire qu'articulaire. Traînée de lymphangite sur l'avant-bras de ce côté.

Cataplasmes laudanisés.

13 juillet. La lymphangite a quitté l'avant-bras, elle occupe maintenant le bord interne du biceps. Ganglions axillaires tuméfiés, douloureux. Douleurs de l'articulation du médius gauche moins fortes.

Salicylate de soude, 3 grammes. Pommade stibiée sur la jointure. Injections de feuilles de noyer.

20 juillet. Les douleurs n'ont que faiblement diminué. Le doigt est toujours en demi-flexion, l'articulation rouge et douloureuse. Redressement facile, mais douloureux. Mobilité latérale très prononcée. Frottements très nets produits soit dans le redressement, soit dans les mouvements de latéralité.

Immobilisation sur une petite attelle ouatée.

La malade se plaint de souffrir en urinant et d'avoir des pertes abondantes. — 3 boulettes d'opiat.

23 juillet. Le gonflement a diminué, la rougeur a disparu. Les douleurs persistent encore. L'écoulement leucorrhéique et la cuisson dans la miction ont aussi diminué.

24 juillet. Petit appareil plâtré immobilisant complètement le doigt en son entier.

10 août. Amélioration rapide depuis l'immobilisation absolue. Plus de gonflement ni de douleur. État à peu près stationnaire de la blennorrhagie. L'articulation reste raide. — Exeat.

OBSERVATION XIX

*Arthrite aiguë blennorrhagique du coude gauche. — Immobilisation
rapide. — Ankylose.*

(Observation communiquée par notre collègue et ami Mathieu.)

Leral (Marie), âgée de 22 ans, domestique, entre le 20 mars 1881 à
l'hôpital Lariboisière, salle Sainte-Marie, nº 31 (service de
M. Proust).

Bien portante habituellement, cette malade a été prise il y a trois
jours seulement et sans cause appréciable de douleurs vagues dans
les deux genoux, n'ayant duré qu'un jour et ne s'étant accompagnées
d'aucune tuméfaction, d'aucune rougeur.

Au moment où ces douleurs commençaient à disparaître, le coude
droit a été envahi et enfin le coude gauche, qui est rapidement devenu le siège d'un gonflement considérable.

Etat à l'entrée.—Tuméfaction énorme au niveau du coude, au-
dessus et au-dessous, effaçant complètement la forme de la région.
Gonflement d'aspect phlegmoneux, avec coloration rouge sombre de
la peau. Sorte d'œdème dur. Large plaque œdémateuse à la partie
postérieure de la région, s'étendant jusqu'à 12 ou 15 centimètres
au-dessus du coude, descendant un peu moins au-dessous de l'articulation.

Mouvements spontanés et provoqués très douloureux. Douleurs à
la pression au niveau des ligaments latéraux sous les saillies épicon-
dyliennes et épitrochléennes. Douleurs plus prononcées au niveau
de la tête et du col du radius et au niveau de l'extrémité inférieure
de l'humérus. Les extrémités articulaires et en particulier la tête
du radius semblent augmenter de volume comparativement à celles
du côté droit. Fièvre modérée.

Pertes leucorrhéiques. — Goutte de pus évidente dans l'urèthre.

Aucun soulagement par l'administration, répétée pendant trois
jours, de 8 grammes de salicylate de soude.

Au bout de trois jours, application d'un appareil plâtré qui fait
aussitôt disparaître la douleur. Après deux mois et demi d'immobilisation, l'appareil est enlevé et on constate que toute douleur spon-

tanée ou à la pression a absolument disparu. Les mouvements spontanés sont nuls ; les mouvements communiqués sont également impossibles.

Massage. Douches. Tentatives plusieurs fois .répétées de mobilisation.

1er *juillet*. L'avant bras est fléchi sur le bras à angle droit. Tout mouvement spontané ou provoqué est absolument impossible. Aucune douleur. La palpation profonde fait percevoir une augmentation persistante du volume des os.

OBSERVATION XX

Arthrite aiguë blennorrhagique du poignet droit. — Pas d'immobilisation. — Raideur consécutive.

(Observation communiquée par notre ami Legendre.)

Chavré (Marguerite), 17 ans, chemisière, entre le 23 avril 1880, salle Sainte-Geneviève (service de M. Siredey).

Père non rhumatisant, mais tuberculeux. Mère en bon état, n'a jamais eu de rhumatismes.

A l'âge de sept ans, fièvre typhoïde.

A onze ans, pneumonie, depuis sujette aux bronchites. Il y a quatre ans, scarlatine sans complications.

Réglée à quatorze ans. — Menstrues régulières, durée trois jours, abondantes.

Depuis six semaines à Paris. — Quinze jours auparavant, apparition de douleurs dans les jointures du côté gauche, poignet, coude, puis le bras droit, poignet surtout, et coude ; douleurs insignifiantes dans les jambes, elle pouvait aller et venir. — Elle commence à s'apercevoir qu'elle a un léger écoulement qui tache son linge, mais elle urine sans difficulté, sans cuissons, premiers rapports sexuels depuis deux mois, on la mène chez un médecin qui ne lui ordonne rien. Comme les douleurs augmentaient et amenaient de l'insomnie, on la conduit à Lariboisière.

A son entrée. — On constate une attaque de rhumatisme articulaire aigu, avec état fébrile prononcé : le bras droit est surtout pris, l'épaule et le coude sont douloureux, *mais sans tuméfaction ni rougeur ;* quant au poignet, il est excessivement sensible, gonflé, tuméfié, sans rougeur de la peau ; la main est œdématiée ; elle ne peut remuer ni élever son bras, elle le garde dans l'immobilité complète ; du côté gauche, douleurs vagues, mais les articulations sont libres. — Rien dans les membres inférieurs.

Cœur : Bruit de souffle à la pointe et dans les vaisseaux (chloro-anémie).

Poitrine : Poumons et plèvres sains.

Traitement. — Salicylate de soude, de 3 à 5 grammes.

Tisane de feuilles de frêne.

Vin de quinquina.

Le traitement ne produit pas d'amélioration, les douleurs sont un peu moins vives, mais assez prononcées encore pour l'empêcher de dormir la nuit.

Ce n'est qu'au bout de neuf jours que les douleurs articulaires cèdent, mais l'empâtement du poignet subsiste, et les mouvements sont entravés ; elle ne peut éloigner son bras du corps.

C'est vers le 1ᵉʳ septembre que M. Siredey fait remarquer les maculations que porte sa chemise ; elle n'en avait point parlé jusqu'à ce moment, et comme elle ne perdait que très peu, dit-elle, à son entrée et que les membres inférieurs sont toujours restés indemnes, on ne s'en était pas inquiété.

On cesse le salicylate vers le 15 septembre, et on la soumet au régime tonique : quinquina, sirop d'iodure de fer.

Depuis les douleurs ont toujours diminué, mais les articulations du carpe et du poignet sont raides, les mouvements sont douloureux, on ne perçoit pas de craquement.

18 *septembre.* Examen au spéculum :

Desquamation épithéliale de tout le col, le vagin n'est pas raboteux, à peine rayé, pas de colonnes saillantes. — Écoulement peu abondant.

Poudre de tannin.

Elle passe à la salle Sainte-Marthe (service de M. Duplay), le 22 septembre.

On constate à cette époque les phénomènes suivants : L'articulation du poignet a sa forme et son volume normal. La palpation n'y détermine aucune douleur. Les mouvements spontanés ne sont possibles que dans une étendue insignifiante. Les mouvements communiqués sont très limités et il faut, pour arriver à leur donner un peu d'étendue, déployer une force notable. Ces tentatives déterminent quelques douleurs. — Douches. — Massages.

15 octobre. — Depuis une huitaine de jours. — Amélioration très notable. La malade peut se servir de sa main. Les mouvements communiqués n'ont pas encore pourtant toute leur étendue. Exeat.

CONCLUSIONS

Parmi les complications articulaires que la blennorrhagie détermine fréquemment, l'arthrite aiguë doit être considérée comme plus fréquente que les descriptions classiques ne le font actuellement supposer.

Quelquefois spontanée, cette arthrite se développe souvent à l'occasion d'un traumatisme. Sa fréquence, aussi
grande chez la femme que chez l'homme, est aujourd'hui
nettement établie.

Par ses manifestations symptomatiques, elle se rapproche beaucoup de l'arthrite traumatique la plus violente.
Elle se caractérise, en effet, par une douleur atroce, un
gonflement œdémateux considérable qui entraînent avec
eux une déformation notable et une impotence fonctionnelle absolue du membre. Sa tendance destructive se
manifeste nettement dans les cas où une intervention chirurgicale n'a lieu que tardivement. Quelle que soit l'acuité
avec laquelle se montrent les phénomènes inflammatoires
qui accompagnent l'arthrite à son début, une immobilisation absolue est le seul traitement qui permette de les cal-

mer d'une manière rapide et sûre. Cette immobilisation pratiquée jusqu'à la disparition complète de la douleur provoquée par la pression permet chez un grand nombre de malades d'obtenir une guérison absolument radicale. Il est des cas où, quelle que soit la rigueur du traitement mis en œuvre, la terminaison par ankylose ne peut être évitée.

INDEX BIBLIOGRAPHIQUE

Selle (C.-G.). — *Medicina clinica, etc. Douleurs gonorrhéiques des articulations.* (In-8°, Berlin, 1781.)

Swediaur (F.-X.). — *Gonocèle ou tumeur blanche gonorrhéique.* (In London Medic. Journal, 1781.)

Hunter (J.). — *Traité des maladies vénériennes,* 1786.

Ricord. — *Leçons diverses faites à l'hôpital du Midi sur les arthrites blennorrhagiques.* (Voir surtout Gaz. des hôpitaux, 1848, p. 397 ; Journal des connaissances médico-chirurgicales, 1833, et le Traité de Hunter avec additions de Ricord. Édit. de 1859, chap. XV.)

Foucart. — *Quelques considérations pour servir à l'histoire de l'arthrite blennorrhagique.* (In-8°, Bordeaux, 1846.)

Brandes. — *Archives générales de médecine,* 1854.

Sirus Pirondi. — *Métastase de la blennorrhagie sur les articulations.* (Paris, 1856.)

Thiry. — *De la non-existence de l'arthrite comme affection symptomatique de la blennorrhagie.* (In Presse médicale, 1856 et 1857.)

Rollet. — *Nouvelles recherches sur le rhumatisme blennorrhagique.* (Lyon, 1856, et Traité des maladies vénériennes, Paris, 1865.)

Ravel (Charles). — *Observations et matériaux pour servir à l'histoire de l'arthrite blennorrhagique.* (In-8°, Paris, 1858. Extrait du journal l'Art médical, 1857.)

Hervieux. — *Note sur le rhumatisme blennorrhagique.* (Gaz. méd. de Paris, 1858.)

Sordel. — *Du rhumatisme blennorrhagique.* (Th. de Paris, 1859.)

Bauchet. — *Arthrite blennorrhagique suppurée.* (Soc. de Chirurgie, 1862.)

Fournier. — Art. *Blennorrhagie* (du Dictionnaire de médecine et de chirurgie pratique, 1866.)
— *Contribution à l'étude du rhumatisme blennorrhagique.* (Annales de dermatologie, 1869.)

Tixier. — *Considérations sur la forme rhumatismale de la blennorrhagie.* (Th. de Paris, 1860.)

Ferron. — *Rhumatisme noueux blennorrhagique.* (Th. de Paris, 1866.)

Vachée. — *Rhumatisme uro-génital.* (Th. de Paris, 1868.)

Peter, Fournier, *etc.* — (Bulletin de la Société médicale des hôpitaux, 1866 et 1867.)

Vœlker. — *Arthrite blennorrhagique.* (Th. de Paris, 1868.)

Suquet. — *De la blennorrhagie dans ses rapports avec les accidents rhumatismaux.* (Th. de Paris, 1868.)

Dupont. — *Arthrite blennorrhagique.* (Th. de Paris, 1871.)

Bond. — *Medical Society of London,* nov. 1871 et *The Lancet,* 1872.

Holmes. — *System of Surgery,* t. II.

Éliçagaray. — *Rhumatisme blennorrhagique.* (Th. de Paris, 1873.)

Diday. — *Quelques considérations sur la nature du rhumatisme blennorrhagique.* (Thèse de Paris, 1873.)

Etchamnoff. — *Diverses manifestations articulaires du rhumatisme blennorrhagique.* (Th. de Paris, 1873.)

Dupouy, Gries, Vidart. — (Thèses de Paris, 1875.)

Maymou. — *De la synovite blennorrhagique.* (In Archives générales de médecine, nov. et déc. 1875.)

Mauriac. — *Des synovites tendineuses symptomatiques de la syphilis et de la blennorrhagie.* (In Gaz. des hôpit., 1875.)

Fourestié (H.). — *Note pour servir à l'histoire d'une forme de rhumatisme blennorrhagique.* (In Gaz. méd. de Paris, 1875.)

H. Huchard. — *Du rhumatisme secondaire et en particulier des arthropathies génitales.* (In Union médicale, 1875.)

Quinquaud. — *Quelques mots sur les manifestations rhumatoïdes de la blennorrhagie.* (Gaz. des hôpitaux, 1875.)

Besnier. — Art. *Rhumatisme.* (In Dict. des Sciences médicales, 1875.)

Gosselin. — *Clinique chirurgicale de l'hôpital de la Charité,* t. Ier, 1876.

Talamon. — *Du rhumatisme blennorrhagique.* (In Revue mensuelle de médecine et de chirurgie, 1878.)

Bolot. — *De l'arthrite plastique ankylosante, aiguë.* (Th. de Paris, 1880.)

Duboc. — *Considération sur la nature du rhumatisme blennorrhagique.* (Th. de Paris, 1881.)

S. Duplay et Brun. — *Sur une forme particulière et encore imparfaitement décrite d'arthrite blennorrhagique.* (In Archives générales de médecine, 1881.)

TABLE DES MATIÈRES

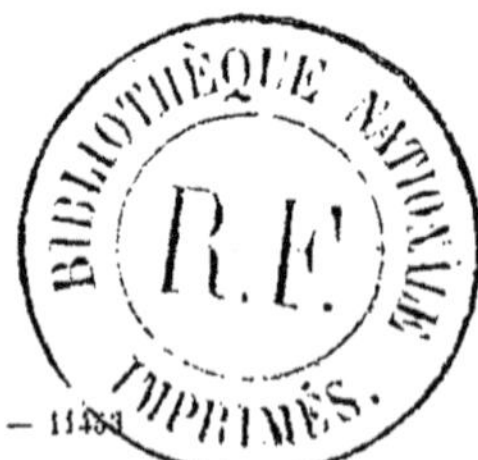

www.ingramcontent.com/pod-product-compliance
Ingram Content Group UK Ltd.
Pitfield, Milton Keynes, MK11 3LW, UK
UKHW021430090726
13657UKWH00003B/1010